华西医生谈战胜乙肝"三部曲"
HUAXI YISHENG TAN ZHANSHENG YIGAN "SANBUQU"

防 癌
FANG'AI

陈恩强 主编

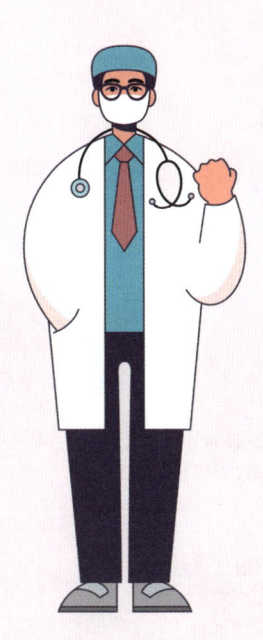

四川科学技术出版社
·成都·

图书在版编目（CIP）数据

华西医生谈战胜乙肝"三部曲". 防癌 / 陈恩强主编. -- 成都：四川科学技术出版社，2025.5. -- ISBN 978-7-5727-1820-5

Ⅰ. R512.6；R735.7

中国国家版本馆 CIP 数据核字第 20258ZM242 号

华西医生谈战胜乙肝"三部曲"
防癌

主　编　陈恩强

出 品 人	程佳月
责任编辑	李　栎
校　　对	陈金润　尹澜欣
责任出版	欧晓春
出版发行	四川科学技术出版社
地　　址	四川省成都市锦江区三色路238号新华之星A座
	传真：028-86361756　邮政编码：610023
成品尺寸	170mm×240mm
印　　张	6.75　字　数　120千
印　　刷	成都市金雅迪彩色印刷有限公司
版　　次	2025年5月第1版
印　　次	2025年5月第1次印刷
定　　价	89.00元（全三册）

ISBN 978-7-5727-1820-5

■ 版权所有　翻印必究 ■

邮购：四川省成都市锦江区三色路 238 号新华之星 A 座 25 层
邮购电话：028-86361770　邮政编码：610023

本书编委会

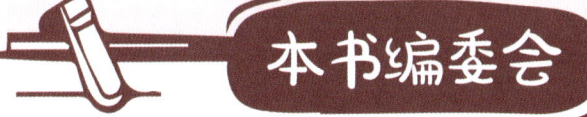

顾　问　宗志勇　雷学忠　唐　红
主　编　陈恩强

编　委（按姓氏音序排列）

陈恩强　四川大学华西医院

邓　蓉　四川大学华西医院

何　芳　四川大学华西医院

李兰清　成都市公共卫生临床医疗中心

李宇靖　四川大学华西医院

卢家桀　四川大学华西医院

宋承润　四川大学华西医院

陶亚超　四川大学华西医院

汪梦兰　四川大学华西医院

王发达　北京协和医院

周　静　四川大学华西医院

周凌云　四川大学华西医院

周陶友　四川大学华西医院

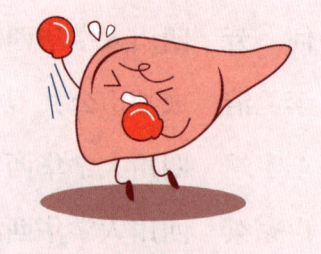

序一

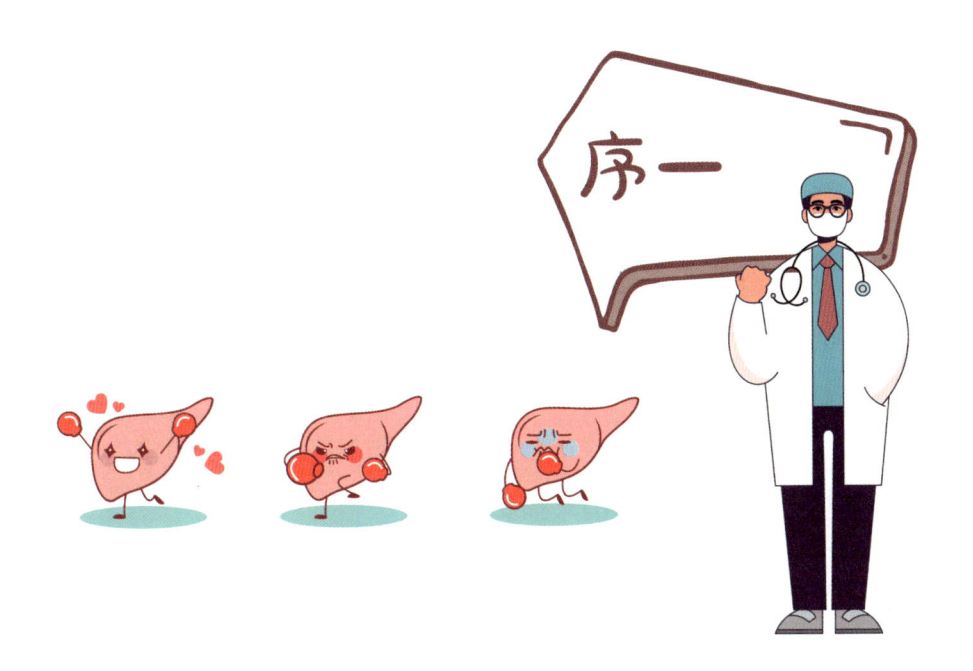

在宏大的健康版图中，肝脏是人体极为重要的"生命枢纽"，而乙肝相关肝癌却如同一颗"毒瘤"，严重威胁着人们的生命安全与生活质量。身为一名从业数十年的医生，我见证了无数患者与病魔的斗争，也深知攻克这一难题的紧迫性。

乙肝相关肝癌的防治，绝非单一学科能独立完成，它需要多领域知识的深度融合和不同科室的紧密协作。随着医学的不断进步，从精准诊断技术的发展，到靶向治疗、免疫治疗等创新疗法的涌现，我们在对抗肝癌的征程中取得了显著进展，但仍面临诸多挑战。例如，如何进一步提高早期诊断率，让更多患者在疾病萌芽阶段就能得到有效治疗；怎样优化综合治疗方案，最大限度地提高患者的生存率和生活质量。

本书系统且全面地梳理了乙肝相关肝癌的防治知识，从疾病的根源、发病机制，到各类诊断方法、治疗手段，再到患者的康复护理，内容丰富且实用。它用通俗易懂的语言为大众普及了疾病知识，以增强大众的自我防护意识，让更多人能够主动参与肝癌的防治；同时，以专业的视角为医学工作者提供了全面的临床参考，有助于促进各学科间的交流与合作，提升整体诊疗水平。

希望本书能成为照亮医患双方的"灯塔"，为患者在黑暗中指引康复的方向，为医学工作者提供有力的专业支持。相信在全社会的共同努力下，我们定能在抗击乙肝相关肝癌的战斗中取得最终胜利，守护更多家庭的幸福安康。

杨家印　教授

四川大学华西医院器官移植中心　主任

2025 年 5 月

序二

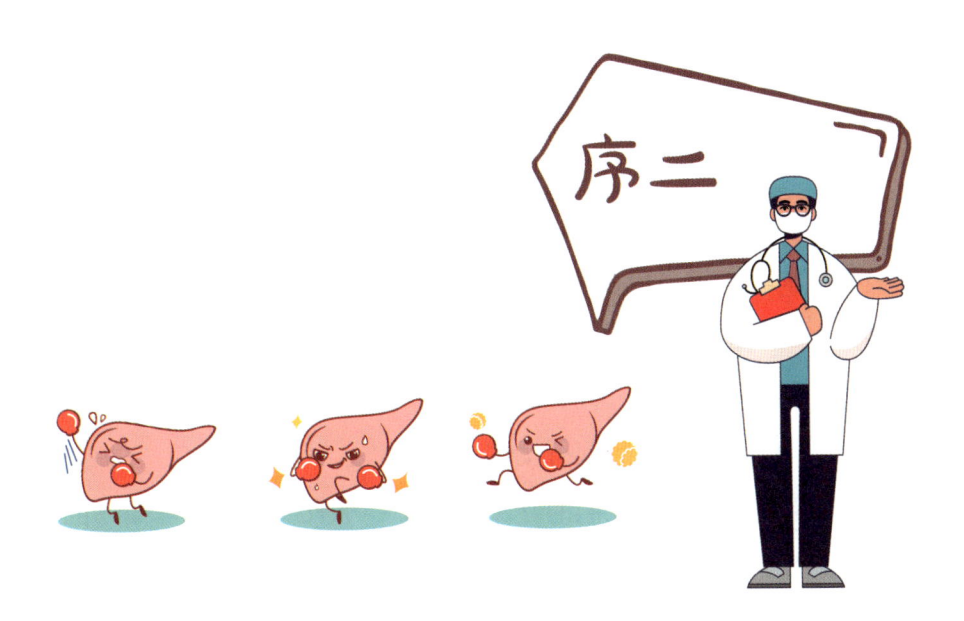

在生活中，我们都希望自己和家人健健康康的，但有一些疾病常常隐藏在暗处，威胁着许多人的生命健康，其中一种就是乙肝相关肝癌。可能大家对它的名字有些陌生，但它其实离我们并不遥远。

乙型肝炎病毒简称乙肝病毒（HBV）就像一个看不见的"小偷"，悄悄地潜入我们的身体，专门攻击肝脏这个重要的器官。一旦它在肝脏里"安了家"，就可能引发一系列严重的问题，其中最让人害怕的就是肝癌。在全球范围内，感染 HBV 的人数多得惊人，我国也有相当一部分人受到它的困扰。乙肝相关肝癌的发病率和死亡率较高，很多原本幸福的家庭，因为有家人患上了乙肝相关肝癌而陷入痛苦的深渊。

本书的出版，就是为了帮助读者更好地了解乙肝相关肝癌。本书像一位耐心的老师，用通俗易懂的语言，把关于这种疾病的知识一点点讲给读者。书里会告诉读者 HBV 是怎么感染我们的身体的，肝癌又是怎么发生的，更重要的是，会教读者如何预防它，得了病又该怎么应对。不管读者是身体健康，想要多了解一些健康知识保护自己和家人的人，还是已经和乙肝、肝癌有了"接触"，正需要寻找解决办法的人，都能在书中得到所需。

希望大家打开本书，认真读一读，把这些知识记在心里，运用到生活中。让我们一起行动起来，预防乙肝相关肝癌，守护好我们的肝脏，守护好我们的健康，让每一个家庭都能远离疾病的阴霾，充满欢声笑语。

文天夫　教授

四川大学华西医院肝脏外科　学科主任

2025 年 5 月

序三

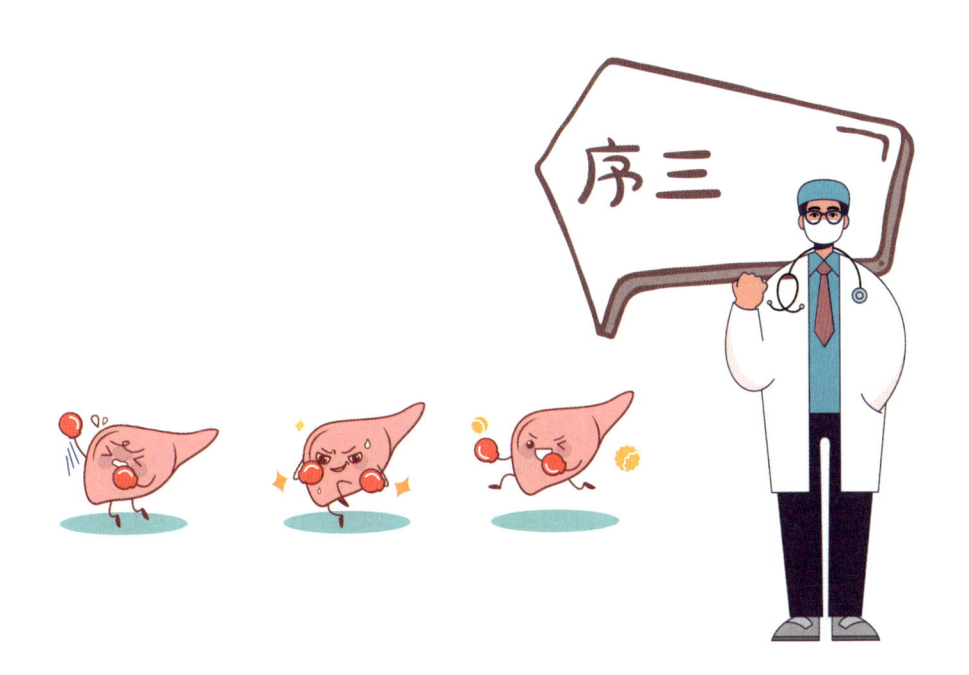

在医学领域内，乙肝相关肝癌始终是威胁人类健康的重大难题，其防治工作关乎无数生命的安危与众多家庭的幸福。作为肿瘤科的一员，我深知这一疾病的复杂性与严峻性，也见证了无数患者在病痛中的挣扎。在这场与病魔的较量中，传染科无疑发挥着不可替代的关键作用，本书的出版，更是对他们该方面工作的全面展现与深度总结。

传染科处于乙肝相关肝癌防治的前沿阵地。从预防层面来看，他们积极投身于乙肝疫苗的推广工作，深入社区、学校、企业，开展健康教育活动，科普乙肝疫苗接种的重要性，提高了大众的预防意识，从源头上降低 HBV 的感染率，为肝癌的预防筑牢了第一道防线。在筛查方面，传染科凭借专业知识和敏锐的洞察力，运用先进的检测技术，能够精准地识别出慢性 HBV 感染者这一高危群体，并通过定期的监测和细致的检查，及时发现肝癌的早期迹象，为后续的治疗争取了宝贵的时间。

本书详细阐述了传染科在乙肝相关肝癌防治过程中的具体工作内容和科学方法，这些都是他们多年临床经验的智慧结晶。书中不仅涵盖了 HBV 的传播机制、肝癌的发病原理等基础知识，还深入介绍了传染科在诊断、治疗和管理患者方面的创新举措和显著成效。这些内容不仅为普通大众了解乙肝相关肝癌提供了权威的渠道，也对医学从业者具有重要的参考价值。

　　在此，我要向传染科的全体同仁致以崇高的敬意和衷心的感谢。感谢你们在乙肝相关肝癌防治工作中的辛勤付出和无私奉献，是你们的努力让更多患者看到了希望。同时，希望本书能够成为大家了解乙肝相关肝癌的重要窗口，促进各科室之间的交流与合作，共同推动乙肝相关肝癌防治事业的发展，为守护人类的肝脏健康贡献更多的力量。

曹丹　教授

四川大学华西医院腹部肿瘤病房主任兼肿瘤内科副主任

2025 年 5 月

前言

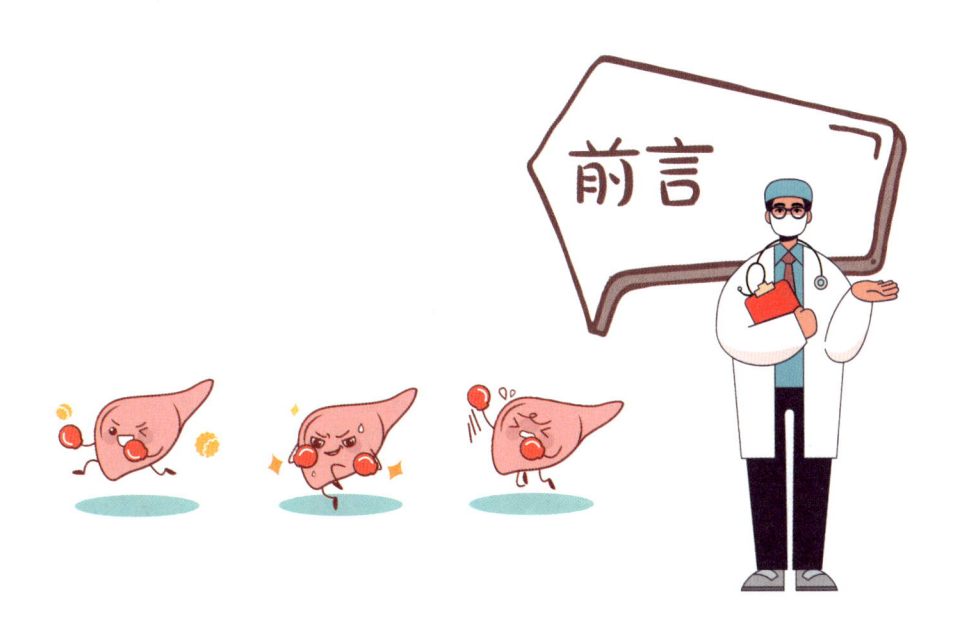

肝脏作为人体代谢与解毒的核心"引擎",持续驱动着生命的有序运转。在 HBV 这一隐匿的"健康破坏者"悄然潜入后,一场无声的危机便在全球范围内悄然蔓延,乙肝相关肝癌成为悬在无数人头顶的"达摩克利斯之剑",严重威胁着生命的根基。

HBV 的全球感染数据令人震惊。世界卫生组织权威统计,约 20 亿人曾与 HBV 有过"亲密接触",其中 2.54 亿人成为慢性感染者,这一庞大数字背后是全球公共卫生面临的巨大挑战。在我国,尽管乙肝疫苗接种工作取得一定成效,使新发感染人数有所回落,但因人口基数庞大,仍有近 7500 万慢性 HBV 感染者,他们如同行走在健康钢丝上的人群,随时可能因 HBV 引发的肝脏疾病坠入深渊,肝癌的阴霾也因此笼罩着众多家庭。

肝癌,在健康领域堪称冷酷无情的"夺命幽灵"。每年约有 90 万新发病例,超 80 万人被肝癌无情夺走生命,几乎每一分钟都有生命的烛光在这一病魔的肆虐下熄灭。我国肝癌高发,这背后，无数家庭被病魔无情撕裂，患者与家属苦苦挣扎。

在这场艰苦卓绝的抗癌之战中，四川大学华西医院挺身而出，在抗击乙肝相关肝癌方面取得了较大的成绩。其传染科宛如健康防线的"前沿哨所"，肩负着早期防控与阻断 HBV 传播的重任。医疗团队凭借深厚的专业知识和敏锐的洞察力，运用先进的检测技术，如同经验丰富的侦探，精准追踪 HBV 的传播轨迹。无论是在社区的健康筛查中，还是在医院的精准诊断环节，团队成员们都能及时锁定潜在的感染风险，并为感染者提供科学、专业且贴心的治疗指导。同时，他们积极投身于乙肝疫苗接种的科普宣传与推广工作，深入学校、企业、社区等，通过举办讲座、发放宣传资料等形式，将预防知识传递给每一个人，从源头上为肝脏健康筑起坚固的第一道防线，有力地降低了 HBV 的感染率。

肝脏外科则是攻坚克难的"精锐之师"。肝脏外科的专家们在手术台上尽显卓越技艺。对于不同位置、大小和复杂程度的肿瘤，他们都能凭借丰富的临床经验和精湛的手术技巧制订出个体化的手术方案。在处理肝脏深部微小肿瘤时，他们运用先进的微创技术，在保证彻底切除肿瘤的同时，将对肝脏正常组织的损伤降至最低；而面对累及重要血管和胆管的复杂病例，他们则通过多学科协作，综合运用血管重建、胆管修复等技术，确保手术安全、有效，最大限度地保留肝功能，为患者带来"重生"的希望。

肿瘤科如同抗癌战场上的"智慧大脑"，引领着药物治疗的创新与突破。这里的专家们时刻关注国际前沿研究动态，深度参与全球临床试验与药物研发进程。针对乙肝相关肝癌独特的病理机制，他们深入研究新型靶向药物和免疫治疗方案，是在微观世

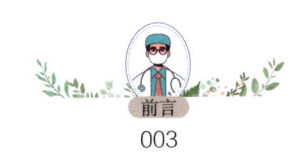

界里探寻生命密码的科学家。通过对患者基因特征和肿瘤细胞分子靶点的精准分析，为每一位患者量身定制个体化的治疗策略，力求在提高治疗效果的同时，降低药物的副作用和耐药风险。例如，在某些复杂病例中，通过联合使用多种靶向药物和免疫治疗药物，成功激活患者自身免疫系统，精准打击癌细胞，为患者点亮生命的希望之光，延长生存期并提高生活质量。

为何乙肝相关肝癌如此猖獗且难以攻克？其背后是一系列复杂且相互交织的病理过程。HBV在入侵肝细胞后，恰似一位潜伏在基因深处的"黑客"，巧妙地将自身基因片段嵌入宿主细胞基因组，肆意扰乱细胞周期和生长调控的精密机制，悄然为细胞癌变打开了"潘多拉魔盒"；其引发的炎症反应，犹如一场失控的"细胞风暴"，产生大量活性氧，猛烈冲击肝细胞的DNA，而混乱的修复机制致使基因变异如滚雪球般不断累积，进一步将细胞推向癌变的"万丈深渊"。在肝脏这片微观的"生态战场"上，免疫细胞在HBV的干扰下"迷失了方向"，巨噬细胞"倒戈"成为肿瘤的"帮凶"，血管内皮生长因子（VEGF）"疯狂"促进血管生成，为肿瘤细胞构建起"生命补给线"，使其得以在肝脏内"野蛮生长"。

此外，年龄增长带来的免疫系统和肝细胞修复能力的衰退，男性雄激素的特殊影响，合并糖尿病等疾病引发的代谢紊乱，都为肝癌的发生添加了"助燃剂"。微小核糖核酸（miRNA）与表观遗传修饰的失衡，肠道菌群的生态失调，以及吸烟、肥胖等不良因素的"催化"，共同编织成了一张错综复杂的肝癌风险"网络"，让乙肝相关肝癌的防治之路布满荆棘与挑战。

鉴于此严峻形势，我精心编撰了本书。我衷心期望它能成

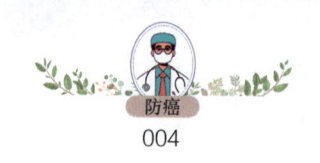

为你抵御乙肝相关肝癌的"知识灯塔"与"行动指南"。在后文中，我将带你揭开乙肝相关肝癌的层层神秘"面纱"，深入探寻肝癌发生的根源；分析如何构筑全方位的预防"堡垒"，从疫苗接种的关键防线，到生活方式的健康重塑，再到高危人群的精准筛查，为你的肝脏健康保驾护航；细致讲解早期诊断的神奇"密码"，病情评估的精准"标尺"，以及个体化治疗方案的定制"蓝图"。同时，聚焦患者治疗与生活的关键点，助力患者在抗癌的艰难征程中重拾生活的希望与活力。让我们携手并肩，在这场与乙肝相关肝癌的艰苦斗争中，依托四川大学华西医院的专业力量与智慧，为守护生命健康全力以赴，共同点亮希望的曙光，向着健康的彼岸奋勇前行。

陈恩强　主任医师

四川大学华西医院感染性疾病中心

2025 年 5 月

目录

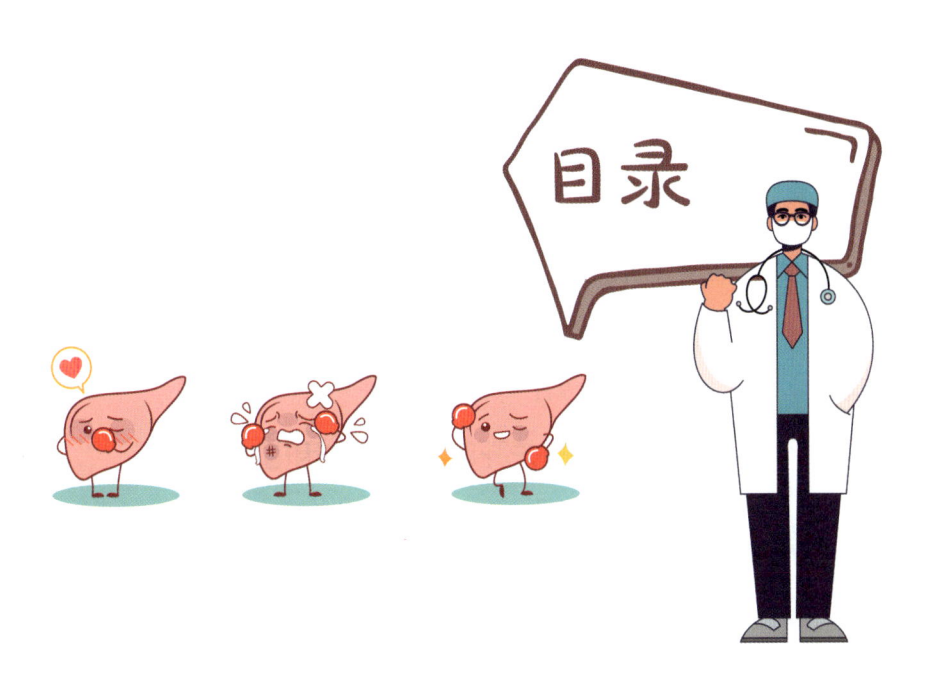

第一章 开场：
HBV 与肝癌的隐秘"生死羁绊" ········ 001

第二章 探秘：
乙肝相关肝癌是咋个冒头的? ········ 009

第三章 未雨绸缪：
怎样给肝脏撑起抗癌"保护伞"? ········ 017

第四章 早筛早安心：
怎样把乙肝相关肝癌扼杀在"摇篮"? ········ 025

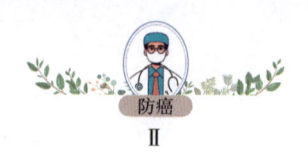

第五章 精准"破案"：
乙肝相关肝癌早期精准诊断的"独门秘籍" ······ 035

第六章 心中有数：
评估乙肝相关肝癌病情的实用指南 ······ 053

第七章 量身定制：
乙肝相关肝癌治疗方案的"私人定制"之道 ······ 063

第八章 治疗与生活要点：
乙肝相关肝癌患者的康复指南 ······ 082

参考文献 ······ 089
结语 ······ 091

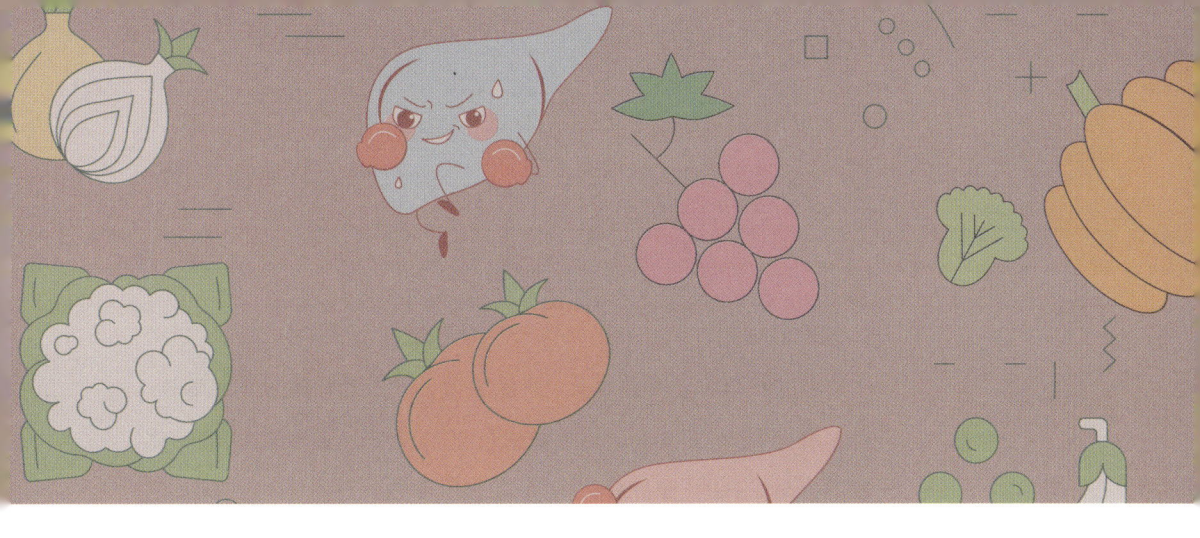

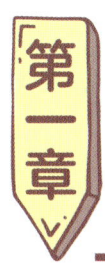

第一章 开场：HBV与肝癌的隐秘"生死羁绊"

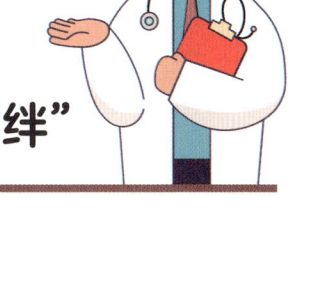

内容提要

本章主要介绍 HBV 与肝癌之间紧密的关联。首先阐述 HBV 的微观构造、传播途径及其对肝细胞的侵害方式；接着用全球及我国肝癌的发病和死亡数据，强调乙肝相关肝癌的严重性；最后讲述 HBV 侵入人体，从初始潜伏到慢性感染，再到引发肝癌的过程。

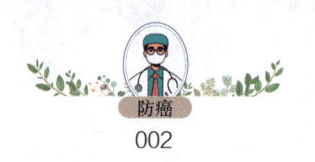

在我们的身体里，肝脏就像一个勤劳的"大管家"，通过分泌胆汁协助食物消化、储存能量、清除毒素，维系着身体的正常运转。然而，有一种病毒却在悄悄威胁着肝脏的安全，它就是HBV。你可能不知道，HBV和肝癌之间有着千丝万缕的联系，这种联系就像隐藏在黑暗中的危险，时刻影响着无数人的生命健康。

也许你会觉得这些离自己很遥远，但其实，HBV感染在全球范围内都很常见，我国也有不少人是HBV的携带者。更可怕的是，部分HBV感染者如果对病情不加以控制，最终可能会发展成肝癌。肝癌的死亡率很高，很多患者都深受其害。那么，HBV究竟是如何一步步危害我们的肝脏，进而引发肝癌的呢？这两者之间到底有着怎样的隐秘关系？让我们一起走进这一章，了解HBV与肝癌之间关乎生命健康的"生死羁绊"。

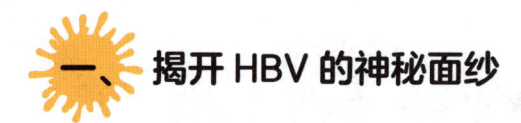

一、揭开HBV的神秘面纱

• HBV的微观构造与"独门绝技"

在微观世界里，HBV是一个结构精巧的"小恶魔"。它形似圆球，宛如一艘微型的"太空飞船"。最外层的包膜如同飞船的外壳，不仅保护着内部结构，还巧妙伪装，帮助病毒躲过人体免疫系统的"搜查"。包膜上特殊的蛋白质，恰似一把把精准的"钥匙"，能与肝细胞表面的受体"锁孔"完美契合，从而打开入侵肝细胞的大门。

进入包膜内部，核心部位存放着HBV的遗传物质——环状双链DNA。这一独特的DNA结构，如同记载着邪恶功法的"秘

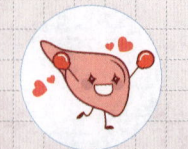

籍",赋予HBV强大的复制能力与变异潜力。

HBV的"独门绝技"之一,是对肝细胞的精准"定位"与"入侵"。人体肝细胞表面的受体,原本执行着正常的生理任务,却被HBV狡猾利用。一旦病毒表面蛋白质与肝细胞表面受体结合,HBV便会特异性"劫持"肝细胞膜内的胆盐转运通道,进而顺利潜入细胞内部。

进入细胞后,HBV立刻施展"复制魔法"。它像一个贪婪的掠夺者,利用肝细胞内的资源与代谢系统,依照其DNA携带的信息,大量制造新的病毒"组件",这些"组件"迅速组装成新的病毒颗粒。随着HBV数量不断增加,肝细胞的正常功能逐渐被破坏。

此外,HBV还拥有"狡猾"的变异本领。在人体免疫系统与抗病毒药物的双重压力下,HBV的DNA会发生改变,致使HBV某些特征发生变化。这种变异可使HBV逃避免疫系统的识别,让原本能攻击它的免疫细胞"认不出"它,同时也可能导致HBV对某些抗病毒药物产生耐药性,增加治疗难度。

• HBV在人群中的"肆虐轨迹"

HBV在人群中的传播与破坏能力惊人,掀起一场场无形的风暴,席卷全球无数人的健康。

从全球范围看,HBV的感染形势严峻。世界卫生组织统计,全球约有20亿人曾感染HBV,慢性HBV感染者约为2.54亿。这些慢性感染者成为HBV持续传播与引发严重疾病的潜在源头。

在我国,尽管乙肝疫苗广泛接种使新发感染人数大幅下降,但由于庞大的人口基数,慢性HBV感染者数量仍有约7500万。

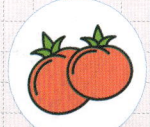

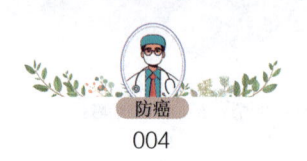

HBV的传播途径多样，主要通过血液、母婴和性接触传播。

在血液传播方面，过去因医疗条件有限，不规范医疗操作如共用注射器、输血未严格筛查等，为HBV传播创造机会。即便在现代，一些不正规的医疗机构或美容场所，医疗器械消毒不彻底，也可能导致传播。例如文身、穿耳洞等操作，若工具被HBV污染，使用者皮肤或口腔黏膜有破损，就可能感染HBV。

母婴传播也是重要途径。若母亲是HBV感染者，在怀孕、分娩或哺乳过程中，都可能将病毒传给孩子。子宫内胎儿可能通过胎盘接触母亲血液感染HBV；在分娩时胎儿接触母亲血液和阴道分泌物，感染风险更高；在母乳喂养时，若母亲乳头破裂出血，HBV可能通过乳汁传播。

性传播则是HBV传播的"隐秘通道"。HBV感染者的精液或阴道分泌物中可能含病毒，在进行无防护性行为时，HBV可通过性器官黏膜破损处进入伴侣体内，导致感染。

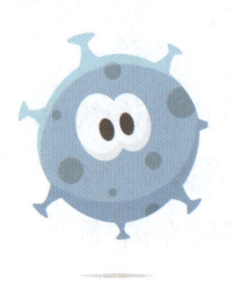

如此庞大的感染人群，带来严重的后果。慢性HBV感染者若未进行及时有效的治疗，会逐渐发展出肝硬化、肝癌等严重疾病，不仅影响患者的生活质量，还危及患者的生命健康，同时给家庭和社会带来沉重的经济负担。

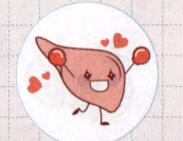

二、肝癌：健康的"黑暗杀手"

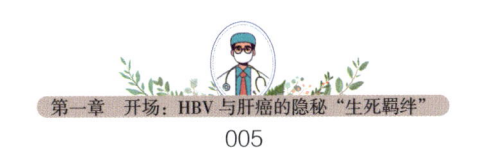

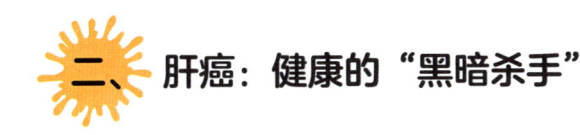

• 全球与国内肝癌发病、死亡情况

肝癌，无疑是健康领域令人胆寒的"黑暗杀手"，其恐怖程度从一系列令人惊心的数据中尽显。

国际癌症研究机构 2022 年统计数据显示，肝癌是全球第六大常见癌症，同时也是第三大癌症相关死亡原因。每年全球约有 90 万新发病例，超过 80 万人死于肝癌，几乎每分钟就有一人因肝癌离世。

我国是肝癌高发国家，新发病例和死亡病例约占全球一半。这意味着全球每新增或死亡两个肝癌患者，就有一个在中国。这些冰冷的数据背后，是无数被肝癌摧毁的家庭，以及患者和家属承受的巨大痛苦。

肝癌之所以可怕，在于早期症状不明显，如同隐藏在黑暗中的"杀手"，悄无声息地侵蚀人体的健康。许多患者在发现时病情已至中晚期，错过最佳治疗时机，即便积极治疗，预后也较差，5 年生存率不高。因此，肝癌成为威胁我国人民生命健康的一大顽疾。

• 为何乙肝相关肝癌是肝癌家族的"狠角色"

在肝癌家族中，肝癌的类型多样，各有特点，但乙肝相关肝癌凭借独特"恶行"，成为其中最"狠"的"角色"。

长期 HBV 感染会引发肝脏慢性炎症。肝脏像是一座繁忙的"工厂"，炎症则像一场场"小火"在工厂里持续燃烧。每次炎症发作，都会损伤肝细胞，而肝细胞为修复损伤不断再生和修复。在这反

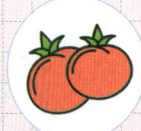

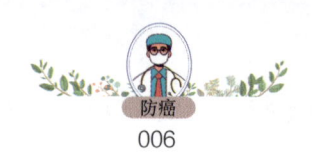

复受损与修复过程中,肝细胞的DNA极易发生错误,即基因突变。这些突变细胞如同失控的"工人",不再听从身体指挥,疯狂生长分裂,逐渐形成肿瘤。

HBV还干扰人体免疫系统对肿瘤细胞的识别与清除。在正常情况下,免疫系统像训练有素的"警察部队",能识别并消灭异常细胞,包括肿瘤细胞,但HBV如同"捣乱分子",在免疫系统与肿瘤细胞间"搅局",使免疫系统无法正常发挥作用,肿瘤细胞得以在肝脏内"肆意生长",逃脱免疫系统的"追捕"。

此外,乙肝相关肝癌病情进展迅速。肿瘤细胞侵袭性和转移性强,易侵犯周围组织和器官,并通过血液和淋巴系统转移到身体其他部位,给治疗带来极大困难。这一系列"恶行",让乙肝相关肝癌成为肝癌家族中极具威胁的类型,严重威胁患者的生命健康。因此,对乙肝相关肝癌必须高度警惕,从预防HBV感染着手,做好全方位防控。

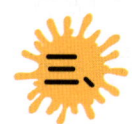

三、HBV感染引发肝脏病变的"步步惊心"

• HBV感染初始:"潜伏"

当HBV通过各种途径进入人体,并不会立刻引发明显的症状,而是悄然开启寻找肝细胞的旅程。这个初始阶段,恰似一场隐蔽的"谍战",HBV在人体这个"大战场"中小心翼翼地行动。

HBV随血液循环"游走",凭借表面特殊的蛋白质结构,精准识别并结合肝细胞表面受体。这一过程如同两个匹配的零件对接,成功后HBV便顺利"潜入"肝细胞内部。此时,人体毫无察觉,

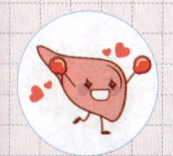

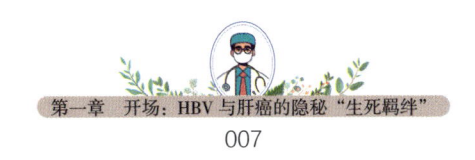

免疫系统也未察觉到这一"不速之客"。

• HBV慢性感染阶段：肝脏遭受的"漫长折磨"

若人体免疫系统未能在急性感染阶段及时清除HBV，便会进入慢性感染阶段。此阶段，HBV如同隐藏在肝脏内的"定时炸弹"，持续对肝脏进行"漫长折磨"。

HBV在肝细胞内持续复制，不断产生新的病毒颗粒。这些病毒颗粒一方面直接破坏肝细胞的结构与功能，另一方面引发人体免疫系统的持续攻击。免疫系统与HBV进行的"持久战"，导致肝脏反复发生炎症。

随着时间推移，肝细胞在不断损伤与修复中，逐渐发生纤维化。就像肝脏内部长出"瘢痕组织"，这些瘢痕组织影响肝脏的正常结构与功能。若纤维化未得到有效控制，肝脏炎症会进一步发展为肝硬化，质地变硬，功能严重受损。

• 肝癌："黑暗降临"

在肝硬化基础上，由于肝细胞基因多次突变，细胞生长和分化异常，肝癌发生风险显著增加。此时，肝脏如同被侵蚀得千疮百孔的堡垒，最终可能陷入肝癌的深渊。

> 一旦发展为肝癌，肿瘤细胞迅速生长扩散，对周围组织和器官造成严重破坏。肿瘤细胞不仅在肝脏内疯狂增殖，还可能通过血液和淋巴系统等转移到身体其他部位，如肺、骨等，进一步危及患者的生命健康。

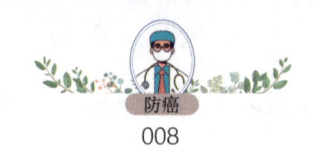

小结

在这一章里,我们深入了解了 HBV 与肝癌之间千丝万缕的联系。HBV 就像一个狡猾的"敌人",凭借特殊的微观构造,悄无声息地入侵肝细胞,在人体内肆意复制和传播。在全球范围内,感染 HBV 者人数众多,我国也面临着不小的挑战。肝癌作为健康的"黑暗杀手",发病率和死亡率都令人揪心,而乙肝相关肝癌更是因其独特的致病机制,成为肝癌家族中极具威胁的类型。

从 HBV 感染初始的"潜伏",到 HBV 慢性感染阶段对肝脏的持续"折磨",再到肝癌的"黑暗降临",这一系列过程步步惊心。但我们也不用过于害怕,只要我们对这些知识有所了解,就能提高警惕。比如知道了 HBV 的传播途径,我们就能在生活中做好预防,避免感染;了解到肝癌的严重性,我们就会更加重视肝脏健康。在后续的章节中,我们还会学习更多预防和应对 HBV 感染的方法,让我们一起为保护肝脏健康努力。

互动思考

读完这一章,你知道了 HBV 有多种传播途径,那在日常生活中,你觉得哪些行为可能会增加感染 HBV 的风险呢?你身边有人接种过乙肝疫苗吗?可以问问他们为什么选择接种乙肝疫苗。

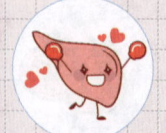

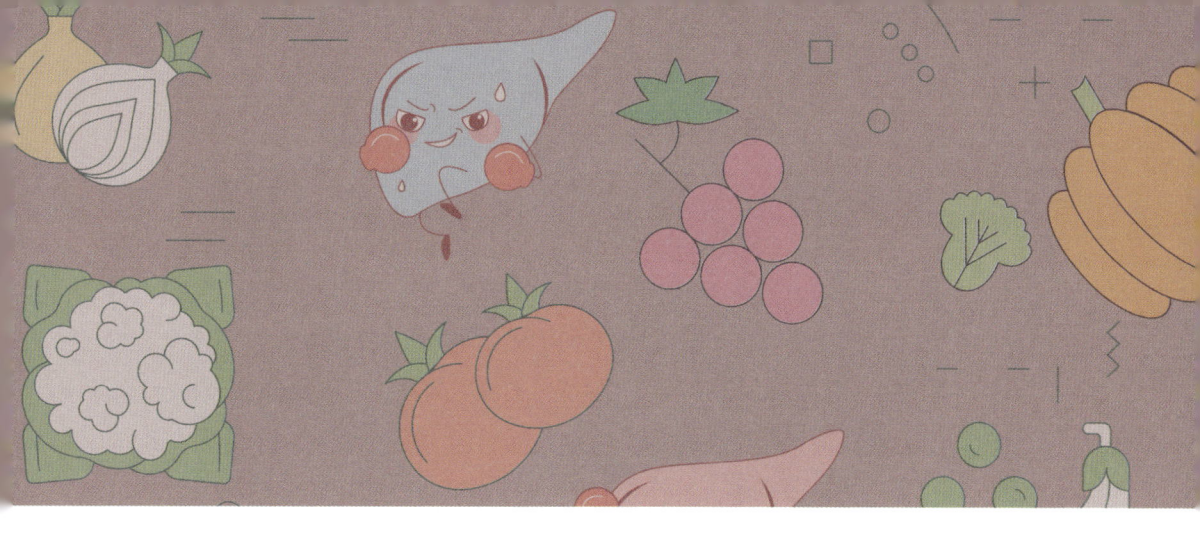

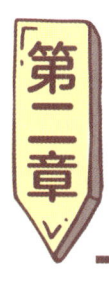

第二章 探秘：乙肝相关肝癌是咋个冒头的？

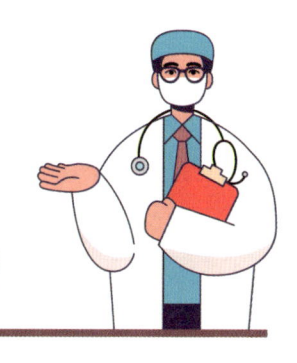

内容提要

本章主要深入探究乙肝相关肝癌的发病机制。从细胞癌变的分子层面，讲述病毒基因整合、DNA损伤与修复紊乱的影响；分析肝脏微环境变化，如免疫细胞功能异常和血管生成对肿瘤的滋养作用；探讨个体差异，包括年龄、性别、合并疾病等因素对患癌风险的影响。此外，还涉及病毒－宿主相互作用的复杂网络，以及肠道菌群和生活方式等对肝癌发生的作用。

上一章我们了解到HBV和肝癌之间存在着可怕的联系，那么，HBV到底是怎么让肝癌"冒头"的呢？这就像一个隐藏着无数秘密的谜题，等待我们去解开。

大家都知道，我们的身体就像一个精密的机器，每个细胞都有着自己的分工和使命。可当HBV这个"捣乱分子"入侵后，一切都开始变得不一样了。它在我们的肝细胞里搞破坏，让细胞的正常运作出现问题，慢慢地，就为肝癌的发生埋下了种子。你能想象肝细胞在微观世界里经历了怎样的"灾难"吗？

而且，肝癌的发生可不是HBV一个因素就能决定的。我们自身的年龄、性别，有没有其他疾病，甚至肠道里的菌群，生活中的一些因素，像吸烟，以及肥胖等，都可能在不知不觉中影响着肝癌的发生。其中的奥秘可多着呢！接下来，就让我们深入探索乙肝相关肝癌发生的原因和过程，看看这些看似不相关的因素是如何相互作用，一步步把肝脏推向癌变的深渊的。

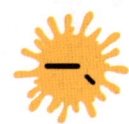

一、细胞癌变的"分子密码"

• 病毒基因整合的"破坏指令"

HBV基因组在感染肝细胞后，会像"黑客"一样将自身基因片段嵌入宿主细胞基因组。HBV的X基因（HBx）在整合后，能干扰细胞周期蛋白依赖性激酶，打乱细胞周期，使细胞无序增殖。同时，它还可能导致染色体结构改变，使抑癌基因失活，破坏细胞原本的生长调控机制，为癌变创造条件。例如，在众多HBV感染病例中，基因整合可引发抑癌基因 *P53* 失活，使得细胞更容易发生癌变。

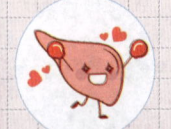

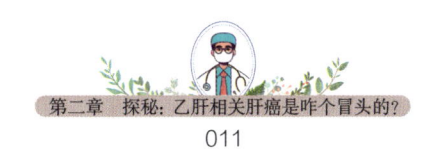

• DNA 损伤与修复紊乱的"蝴蝶效应"

HBV 感染引发的炎症会产生大量活性氧（ROS），ROS 像"分子剪刀"般损伤肝细胞 DNA。在正常情况下，细胞有修复机制，但 HBV 感染会干扰这一过程。病毒蛋白与 DNA 修复关键蛋白相互作用，使修复功能失常。DNA 损伤长期累积，导致基因变异，影响细胞功能，最终促使细胞癌变。就如同"蝴蝶效应"，肝脏从最初的 HBV 感染引发炎症，到 DNA 损伤修复紊乱，一步步走向细胞癌变。

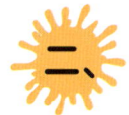

二、肝脏微环境的"癌变温床"

• 免疫细胞的"角色错乱"

在正常的肝脏微环境中，免疫细胞守护着肝脏健康，但 HBV 感染后情况改变。巨噬细胞在感染后会被诱导分化为促肿瘤表型。它们分泌白细胞介素 -10（IL-10）和转化生长因子 -β（TGF-β），抑制 T 细胞、自然杀伤细胞等免疫细胞的抗肿瘤活性，同时促进肿瘤细胞增殖、血管生成和转移。例如，在肝癌患者的肝脏中，这种促肿瘤表型的巨噬细胞数量明显增多，加速肿瘤发展。

• 血管生成的"肿瘤滋养"

HBV 感染引起的肝脏炎症促使 VEGF 等促血管生成因子大量表达。VEGF 吸引血管内皮细胞增殖、迁移，形成新生血管。这些新生血管为肿瘤细胞提供氧气和营养，还助其转移。就像为肿瘤搭建"高速公路"，加速肿瘤在体内的扩散。临床研究发现，肝癌组织中 VEGF 表达水平越高，肿瘤生长和转移速度越快。

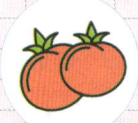

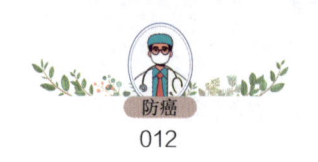

三、个体差异的肝癌风险"天平"

• **年龄与性别差异的风险倾斜**

随着年龄增长，免疫系统功能逐渐衰退，肝细胞修复能力逐渐下降，人体对 HBV 感染更敏感，癌变风险增加。老年人在感染 HBV 后，肝癌发生率相对较高。性别方面，男性患乙肝相关肝癌风险高于女性，这可能与男性雄激素水平高有关。雄激素通过调节基因表达，影响肝细胞对 HBV 的易感性及肿瘤相关信号通路，使男性在肝癌风险"天平"上更易下沉。

• **合并疾病的风险叠加**

HBV 感染合并其他疾病会显著增加肝癌风险。以糖尿病为例，患者血糖长期升高，导致肝脏代谢紊乱和氧化应激，损伤肝细胞并影响免疫功能，利于病毒复制。同时，胰岛素抵抗激活胰岛素样生长因子（IGF）通路，促进细胞增殖、癌变。因此，HBV 感染合并糖尿病患者，患肝癌的风险远高于单纯 HBV 感染者。多种风险因素相互作用，更会增加癌症风险。

四、病毒-宿主相互作用的复杂网络

• **微小核糖核酸调控的微妙平衡**

miRNA 在 HBV 感染与肝癌发生过程中起着微妙的调控作用。miRNA 可通过与靶 mRNA 结合，抑制其翻译或促使其降解，从而调控基因表达。在 HBV 感染时，一些特定的 miRNA 表达发生改变。例如，miR-122 在正常肝脏中高表达，对肝细胞的生长和

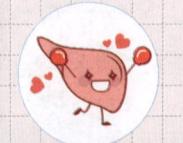

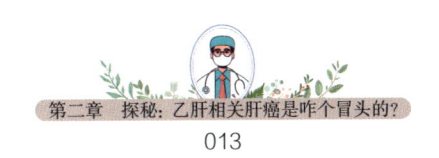

代谢起着重要的调控作用。但在 HBV 感染后，miR-122 表达水平降低，使得 HBV 更容易在肝细胞内复制，同时影响肝细胞的正常功能。另外，某些 miRNA 可能直接参与肿瘤发生相关信号通路的调控。如 miR-21 过表达与肝癌细胞增殖、侵袭和转移密切相关，HBV 感染可能通过影响 miR-21 的表达，间接促进肝癌的发生、发展。这种 miRNA 表达的改变打破了细胞内基因调控的平衡，在乙肝相关肝癌的发生中扮演关键角色。

• 表观遗传修饰的"基因印记"

表观遗传修饰在乙肝相关肝癌的发生中留下独特的"基因印记"。DNA 甲基化是一种常见的表观遗传修饰方式，在 HBV 感染过程中，宿主细胞基因组的甲基化模式会发生改变。某些抑癌基因启动子区域的高甲基化，会导致这些基因表达沉默，使细胞失去对肿瘤生长的抑制能力。同时，HBV 自身基因组的甲基化状态也会影响其复制和转录活性。例如，HBV 基因组特定区域的低甲基化，可能 HBV 基因的表达，促进 HBV 复制，进而加重肝脏损伤和癌变风险。此外，组蛋白修饰如乙酰化、甲基化等也参与其中。组蛋白修饰的改变会影响染色质的结构和功能，进而调控基因表达。在乙肝相关肝癌中，异常的组蛋白修饰可导致与肿瘤发生、发展相关基因的表达失调，推动肝癌的发生。

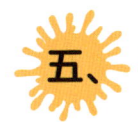

五、肠屏障功能、肠道菌群与肝癌的潜在联系

• 肠屏障功能受损

HBV 感染可能引发肝功能障碍，进而影响肠屏障功能。在正常情况下，肠道黏膜屏障由紧密连接蛋白、黏液层和肠道菌群等

共同构成，能阻止肠道内的有害物质进入血液循环。但 HBV 感染导致的肝脏炎症，会引起胆汁酸代谢异常。胆汁酸不仅对脂肪的消化吸收重要，还有助于维持肠屏障功能。胆汁酸代谢紊乱会破坏肠道黏液层的完整性，使紧密连接蛋白表达减少，导致肠道通透性增加。此时，肠道内的细菌、内毒素等有害物质可通过受损的肠道黏膜屏障进入血液循环，引发全身炎症反应，进一步加重肝脏损伤，为肝癌的发生创造有利条件。

• 肠道菌群失衡的连锁反应

HBV 感染还会导致肠道菌群失衡。研究发现，HBV 感染者肠道内的有益菌如双歧杆菌、乳杆菌数量减少，而有害菌如肠杆菌科细菌数量增加。这种菌群失衡会引发一系列连锁反应。有害菌过度增殖会产生大量的脂多糖（LPS）等毒素，LPS 进入肝脏后，可激活肝脏内的免疫细胞，引发炎症反应。同时，肠道菌群失衡还会影响肠道内短链脂肪酸的产生。短链脂肪酸对维持肠道免疫稳态和调节肝脏代谢有重要作用。其产生减少会导致肠道免疫功能紊乱，影响肝脏的免疫调节和代谢功能，增加肝癌发生的风险。而且，肠道菌群失衡还可能通过影响胆汁酸代谢、色氨酸代谢等途径，间接影响肝细胞的微环境，促进肝癌的发生、发展。

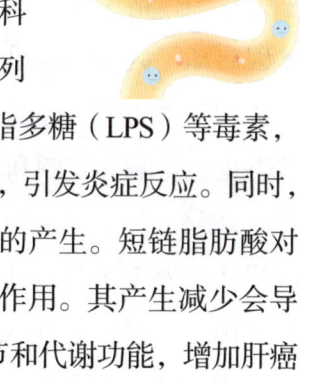

六、生活方式与环境因素的"催化作用"

• 吸烟与肝癌风险

吸烟是乙肝相关肝癌发生的一个重要环境因素。烟草中含有多种致癌物质，如多环芳烃、亚硝胺类物质等。这些物质进入人体后，

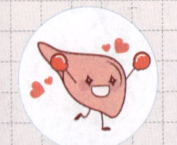

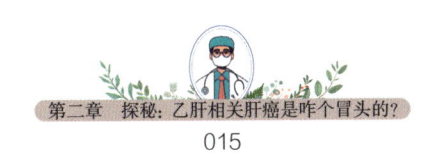

经过肝脏代谢，会产生具有强氧化性的代谢产物。这些代谢产物会对肝细胞 DNA 造成损伤，增加基因突变的风险。同时，吸烟还会影响免疫系统功能，降低机体对 HBV 的清除能力。研究表明，HBV 感染者若同时吸烟，患肝癌的风险比不吸烟的感染者高出数倍。吸烟产生的有害物质还可能与 HBV 感染引发的炎症和氧化应激相互作用，进一步加重肝脏损伤，加速肝癌的发生、发展。

• 肥胖与代谢综合征

肥胖与代谢综合征在乙肝相关肝癌的发生、发展中也起到"催化"作用。肥胖人群常伴有胰岛素抵抗、高血糖、高血脂等代谢紊乱，这些因素会导致肝脏脂肪堆积，形成非酒精性脂肪性肝病（NAFLD）。NAFLD 可进一步发展为非酒精性脂肪性肝炎（NASH），引发肝脏炎症和纤维化。对于 HBV 感染者，肝脏本身已处于炎症状态，合并 NAFLD 或 NASH 会使肝脏损伤雪上加霜。胰岛素抵抗还会激活一些与肿瘤发生相关的信号通路，如磷脂酰肌醇 3 激酶（PI3K）/ 蛋白激酶 B（Akt）通路，促进肝细胞增殖和癌变。此外，肥胖引起的慢性炎症状态，会释放多种炎症因子，这些因子会影响肝脏微环境，为肝癌的发生提供适宜的"土壤"。

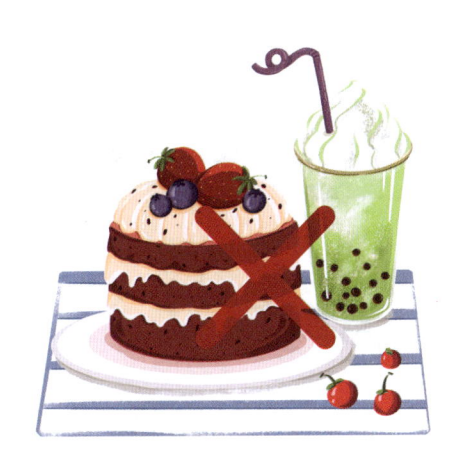

小结

　　这一章,我们像侦探一样,深入探究了乙肝相关肝癌"冒头"的原因。原来,肝癌的发生是一个复杂的过程,涉及细胞癌变的分子机制、肝脏微环境的改变、个体差异,还有病毒与宿主的相互作用等多个方面。病毒基因整合、DNA损伤与修复紊乱,就像是细胞内部的"小故障",逐渐累积就可能引发大问题;免疫细胞"叛变"、血管生成异常,又为肿瘤的生长提供了"温床";年龄、性别、合并疾病等个体因素,也在悄悄影响着患癌风险;甚至肠道菌群和生活方式这些看似不相关的因素,也参与其中。

　　了解了这些知识,我们就能明白,预防肝癌不能只关注一个方面,而是要从生活的各个细节入手。比如保持健康的生活方式,戒烟限酒、合理饮食、适量运动,这些都有助于降低患癌风险。同时,对于高危人群来说,更要提高警惕,定期检查。接下来,我们会学习如何更有针对性地预防和对抗乙肝相关肝癌,让我们继续探索。

互动思考

　　这一章提到了很多导致肝癌发生的因素,其中哪个因素让你觉得最意外呢?你认为在生活中可以采取哪些具体措施来减少这些因素的影响?

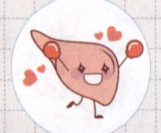

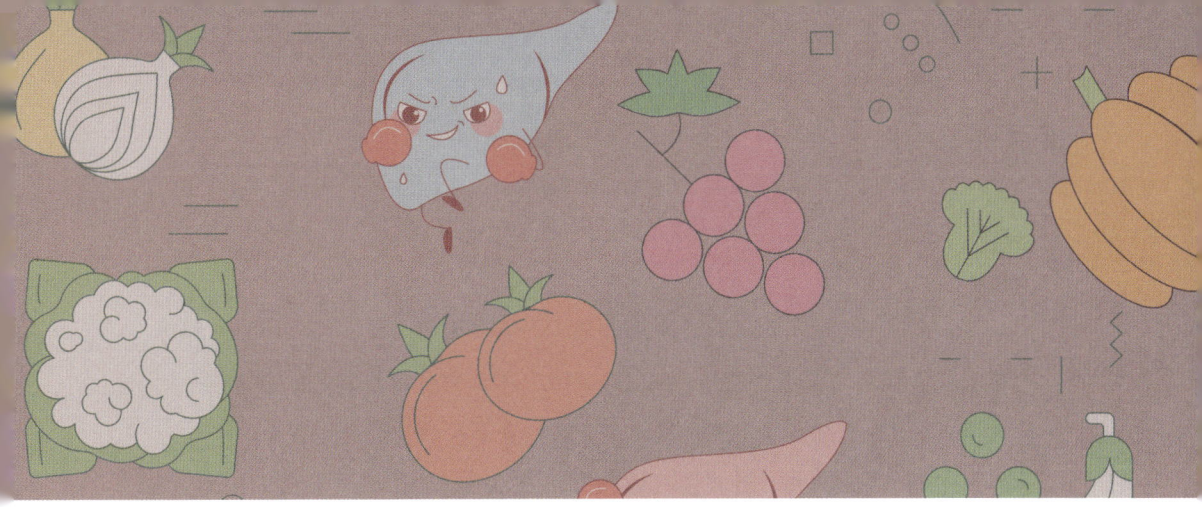

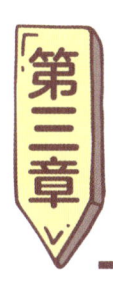

第三章 未雨绸缪：怎样给肝脏撑起抗癌"保护伞"？

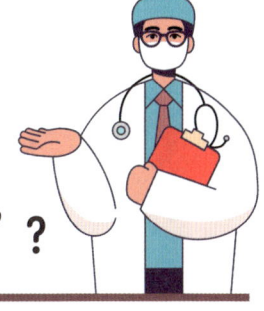

内容提要

本章重点介绍预防乙肝相关肝癌的方法。包括筑牢 HBV 感染的"防护墙"，如接种疫苗和阻断传播途径；塑造健康生活方式的"防护伞"，从合理膳食、适度运动、戒烟限酒等方面进行阐述；构建定期筛查的"安全网"，明确高危人群界定及筛查项目与频率。

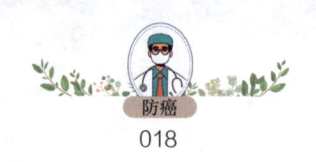

知道了乙肝相关肝癌的危害和它发生的原因，那我们肯定都想知道，怎样才能保护我们的肝脏，不让它受到伤害，给它撑起一把抗癌"保护伞"呢？这其实是我们每个人都能做到的事情。

你想想，打疫苗可以预防很多疾病，那有没有预防 HBV 感染的疫苗呢？答案是肯定的！接种乙肝疫苗就是预防 HBV 感染的重要一步。除此之外，我们在生活中的一些小习惯，也能对预防乙肝相关肝癌起到很大的作用。比如，怎么吃才能给肝脏提供充足的营养，又不会增加它的负担？运动对肝脏有没有好处？还有，吸烟和饮酒对肝脏伤害很大，怎样才能远离这些不良习惯？

另外，定期给身体做检查也非常关键，特别是那些容易得肝癌的高危人群。通过定期检查，我们可以早点发现问题，及时采取措施。这一章，我们就一起来学习这些保护肝脏、预防乙肝相关肝癌的实用方法，让我们的肝脏更健康，远离癌症的威胁。

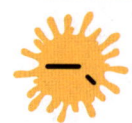

一、筑牢 HBV 感染的"防护墙"

• 疫苗接种：开启免疫防线的"钥匙"

乙肝疫苗接种是预防 HBV 感染极为有效的手段，宛如开启免疫防线的"钥匙"。通过接种疫苗，人体免疫系统能够产生针对 HBV 的保护性抗体。这些抗体就像忠诚的"卫士"，时刻巡逻在身体各处，一旦 HBV 试图入侵，便迅速识别并将其消灭。

在儿童群体中，疫苗接种的效果尤为显著。自乙肝疫苗被纳入国家免疫规划疫苗后，儿童 HBV 感染率大幅下降。这不仅保护了个体的肝脏健康，从长远来看，对于降低整个社会的 HBV 感染率及乙肝相关肝癌的发病率，都具有深远意义。例如，我国在大规模

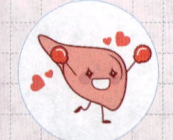

推行乙肝疫苗接种计划后，儿童慢性 HBV 感染率降低为 1% 以下。

对于未接种过疫苗、HBV 表面抗原（HBsAg）阴性且无 HBV 感染史的人群，无论年龄大小，都应及时接种乙肝疫苗。通常，乙肝疫苗需按 0、1、6 个月的程序接种三针，以确保产生足够且持久的抗体。在完成接种后，建议进行乙肝表面抗体（抗-HBs）检测，若抗-HBs 滴度 ≥ 10 mIU/mL，表明机体对 HBV 具有免疫力；若滴度较低，可能需要加强接种。

• 阻断传播途径：切断病毒的"入侵通道"

除了疫苗接种，阻断 HBV 的传播途径同样关键，这就如同切断病毒的"入侵通道"，让病毒无处可入。

在血液传播方面，要格外警惕。避免不必要的注射、输血和使用血制品。在医疗行为中，务必选择正规的医疗机构，确保医疗器械经过严格消毒，杜绝医疗器械污染导致的 HBV 传播。在日常生活中，不与他人共用牙刷、剃须刀等可能导致皮肤黏膜破损的个人物品，因为即使是微小的破损，都可能成为病毒进入人体的"突破口"。

母婴传播是 HBV 传播的重要途径之一，对于 HBV 感染的孕妇，应采取有效的母婴阻断措施。在孕期，可根据孕妇的 HBV 载量和具体情况，在医生指导下选择合适的抗病毒药物进行治疗，以降低 HBV 载量，减少胎儿在子宫内感染的风险。在分娩过程中，应尽量缩短产程，减少胎儿暴露于母亲血液和阴道分泌物的时间。新生儿出生后，应立即在不同部位接种乙肝疫苗和乙肝免疫球蛋白，这一"双保险"措施能有效阻断母婴传播，保护新生儿免受 HBV 感染。

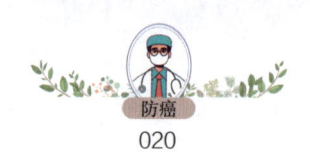

性传播也是 HBV 传播的潜在途径。在性行为中，正确使用安全套不仅能预防性传播疾病，对预防 HBV 感染也有一定作用。同时，对于性伴侣为 HBV 感染者的人群，建议及时接种乙肝疫苗，以获得保护。

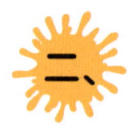

二、塑造健康生活方式的"防护伞"

• 合理膳食：为肝脏提供"优质燃料"

合理膳食是为肝脏提供"优质燃料"的关键，对维持肝脏正常功能和预防肝癌至关重要。

在日常饮食中，应增加蔬菜、水果的摄入。蔬菜和水果富含维生素、矿物质和膳食纤维，这些营养物质有助于维持肝脏的正常代谢和解毒功能。例如，西蓝花、胡萝卜等蔬菜含有丰富的抗氧化物质，能够帮助肝脏清除自由基，减轻氧化应激对肝细胞的损伤。蓝莓、草莓等水果富含维生素C和花青素，具有抗氧化和抗炎作用，有助于保护肝脏健康。

全谷物食品也是饮食中的重要组成部分。它们富含膳食纤维和B族维生素，能够促进肠道蠕动，减少有害物质在肠道内的停留时间，减轻肝脏的解毒负担。像燕麦、糙米等全谷物，可部分替代精制谷物，为身体提供更全面的营养。

同时，要控制脂肪、糖和盐的摄入量。过多的脂肪摄入可能导致脂肪肝，增加肝脏病变的风险；高糖饮食容易引发血糖波动，影响肝脏的代谢功能；过量的盐摄入则可能加重肝脏

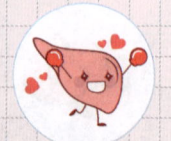

的水钠代谢负担。因此,应尽量减少油炸食品、糕点、腌制食品等高脂肪、高糖、高盐食物的食用。

此外,应避免食用霉变食物。霉变食物中常含有黄曲霉毒素,这是一种强致癌物质,与HBV感染协同作用,会显著增加肝癌的发病风险。在日常生活中,要注意食物的储存条件,保持干燥通风,及时丢弃发霉变质的食物。

● 适度运动:激活肝脏的"活力引擎"

适度运动如同激活肝脏的"活力引擎",对肝脏健康有着积极的影响。运动能够促进血液循环,使肝脏获得更充足的氧气和营养供应,有助于维持肝细胞的正常功能。

有氧运动是非常适合的运动方式,如快走、慢跑、游泳、骑自行车等。每周进行至少150分钟的中等强度有氧运动,能够有效提高身体的心肺功能,增强免疫力,同时减轻肝脏的炎症反应。例如,慢跑时身体的血液循环加快,肝脏的代谢废物能够更快速地被排到体外,有利于肝脏的自我修复和更新。

除了有氧运动,力量训练也不容忽视。适当的力量训练,如举重、俯卧撑、仰卧起坐等,可以增加肌肉量,提高基础代谢率。肌肉在代谢过程中会消耗更多的能量,有助于减少体内脂肪堆积,预防脂肪肝的发生。而且,力量训练还能促进身体的内分泌平衡,对肝脏的正常功能起到调节作用。

在进行运动时,要注意循序渐进,根据自己的身体状况和运动能力,合理安排运动强度和时间,避免过度运动导致身体疲劳,对肝脏造成负担。同时,保持运动的规律性,长期坚持才能获得更好的效果。

● 戒烟限酒:"拆除"肝脏的"定时炸弹"

吸烟和过量饮酒如同放置在肝脏身边的"定时炸弹",严重威胁肝脏健康,必须坚决"拆除"。

吸烟对肝脏的危害不容小觑。烟草中含有多种有害物质,如尼古丁、焦油、多环芳烃等。这些物质进入人体,经过肝脏代谢产生的具有强氧化性的代谢产物会对肝细胞DNA造成损伤,增加基因突变的风险。同时,

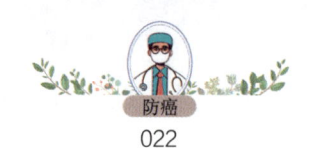

吸烟还会影响免疫系统功能，降低机体对HBV的清除能力，使HBV更容易在肝脏内持续感染和复制，进而加重肝脏损伤，增加肝癌的发生风险。研究表明，吸烟的HBV感染者患肝癌的风险比不吸烟的感染者高出数倍。因此，为了肝脏健康，应尽早戒烟。

过量饮酒对肝脏的损害更是直接且严重。酒精在进入人体后，主要在肝脏进行代谢。在代谢过程中，酒精会被乙醇脱氢酶转化为乙醛，乙醛是一种毒性很强的物质，对肝细胞具有直接的损伤作用。长期过量饮酒会导致肝脏内乙醛大量累积，引发肝脏炎症、脂肪变性和纤维化，甚至发展为肝硬化和肝癌。对于HBV感染者来说，过量饮酒的危害更是雪上加霜，会显著增加肝癌的发病概率。因此，应严格限制饮酒量，最好做到滴酒不沾。

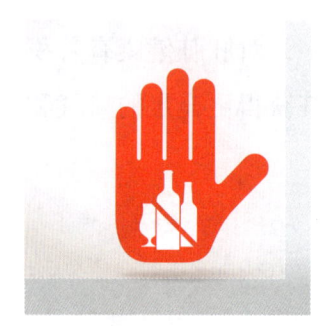

三、构建定期筛查的"安全网"

• 高危人群界定：精准锁定"重点保护对象"

对于乙肝相关肝癌的预防，精准界定高危人群并进行重点关注，是构建有效防控体系的关键一步，如同精准锁定"重点保护对象"。

慢性HBV感染者无疑是高危人群的核心部分。由于HBV在肝脏内长期存在并持续复制，不断对肝细胞造成损伤，引发炎症反应，使得肝细胞在反复的损伤与修复过程中发生基因突变的风险大大增加，进而逐渐向肝癌发展。

肝硬化患者也是肝癌的高危人群。肝硬化意味着肝脏的组织结构已经发生了严重的改变，正常的肝细胞被纤维组织替代，肝功能受到明显损害。在这种情况下，肝细胞的微环境发生改变，

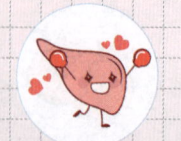

细胞的生长和分化容易失控，从而增加了肝癌的发生风险。

有肝癌家族史的人群同样需要高度警惕。遗传因素在肝癌的发生中起着一定的作用，家族中存在肝癌患者，可能意味着家族成员携带某些与肝癌易感性相关的变异基因。这些人群在感染 HBV 后，患肝癌的风险会显著高于普通人群。

此外，长期酗酒者、长期接触黄曲霉毒素者等，由于其肝脏长期受到有害物质的刺激，也属于乙肝相关肝癌的高危人群。

● 筛查项目与频率：编织严密的"监测网络"

对于高危人群，定期进行筛查是早期发现肝癌的关键，通过合理设置筛查项目与频率，如同编织一张严密的"监测网络"，能够及时捕捉肝脏病变的蛛丝马迹。

血清甲胎蛋白（AFP）检测和肝脏超声检查是肝癌筛查的主要手段。在肝癌发生时，肝细胞会异常分泌 AFP，导致血液中 AFP 水平升高。虽然 AFP 水平升高并非肝癌所特有，但 AFP 仍是目前肝癌筛查中最常用的肿瘤标志物。肝脏超声检查则可以直观地观察肝脏的形态、大小、内部结构及是否存在占位性病变等情况。这两种方法结合使用，能够有效提高肝癌的早期诊断率。

对于高危人群，建议每 6 个月进行一次 AFP 和肝脏超声检查。这样的筛查频率能够及时发现肝脏的微小病变，为早期治疗争取宝贵的时间。如果在筛查过程中发现 AFP 水平异常升高或肝脏超声检查发现可疑病变，应进一步进行增强计算机断层扫描（CT）、磁共振成像（MRI）等检查，以明确诊断。

此外，对于慢性 HBV 感染者，还应定期检测 HBV 载量、肝功能等指标，以了解 HBV 的复制情况和肝脏的功能状态，及时调整治疗方案，控制病情进展，降低乙肝相关肝癌的发生风险。

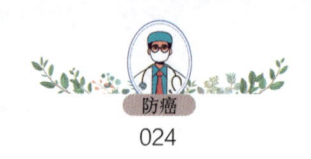

小结

通过这一章的学习，我们掌握了很多给肝脏撑起抗癌"保护伞"的方法。接种乙肝疫苗是预防 HBV 感染的关键一步，就像给身体穿上了一层坚固的铠甲，能有效阻挡病毒的入侵。阻断传播途径也十分重要，我们在日常生活中要注意避免血液、母婴和性传播，不随意使用不安全的医疗用品，做好母婴阻断措施，正确使用安全套等。同时，塑造健康的生活方式也必不可少，合理膳食为肝脏提供充足营养，适度运动让肝脏更有活力，戒烟限酒则能减少对肝脏的伤害。

另外，对于高危人群，定期筛查就像是给肝脏做"体检"，能及时发现问题。这些都不难做到，只要我们有保护肝脏的意识，从现在开始行动起来，就能大大降低患乙肝相关肝癌的风险。下一章，我们将进一步了解如何在早期发现乙肝相关肝癌，做到早筛早安心。

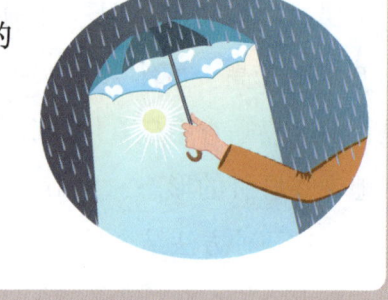

互动思考

在预防措施中，你觉得哪一项对你来说最容易做到，哪一项最难做到？如果觉得某项难做到，你打算怎么克服困难去实现它呢？

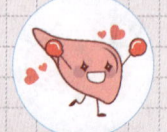

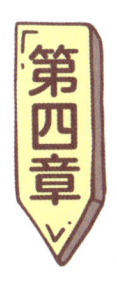

第四章 早筛早安心：怎样把乙肝相关肝癌扼杀在"摇篮"？

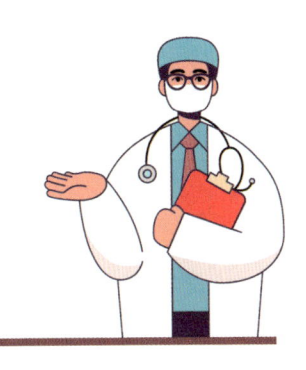

内容提要

本章主要聚焦乙肝相关肝癌的早筛。先介绍慢性HBV感染者、肝硬化患者等高危人群；接着介绍血清AFP检测、肝脏超声检查等多种筛查项目；最后明确不同高危人群定期筛查的起始年龄和合理的筛查间隔时间，帮助读者建立完善的早筛体系。

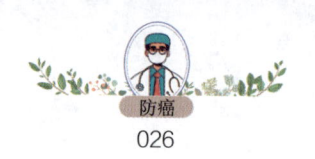

我们都知道，预防乙肝相关肝癌很重要，但要是真的不幸患上乙肝相关肝癌，该怎么办呢？这时候，早筛早发现就显得尤为关键了。就像在黑暗中寻找一丝光明，早筛能帮助我们在乙肝相关肝癌还不严重的时候就发现它，从而有更多的机会去战胜它。

你可能会问，怎么知道自己是不是容易得乙肝相关肝癌的人呢？其实，有一些人群是需要特别关注的，比如慢性HBV感染者、肝硬化患者等。那又该通过什么方法来筛查乙肝相关肝癌呢？是抽血检查，还是做一些其他的检查呢？而且，什么时候开始筛查，多久筛查一次比较好呢？这些问题都关系到我们能不能及时发现乙肝相关肝癌的蛛丝马迹。

这一章，我们就来详细了解如何识别那些容易得乙肝相关肝癌的高危人群，认识各种筛查项目，以及把握好筛查的时机。只有这样，我们才能把乙肝相关肝癌扼杀在"摇篮"里，为自己的健康争取更多的保障。

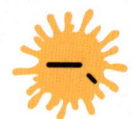

一、识别高危人群：精准定位"重点关注对象"

• 慢性HBV感染者：高危核心人群

慢性HBV感染者无疑是乙肝相关肝癌的高危核心人群。HBV在感染人体后，会在肝细胞内长期"驻扎"并持续复制。病毒不断复制，会对肝细胞造成持续性损伤。例如，HBV的X基因可干扰肝细胞内正常的信号通路，使细胞生长、分化和凋亡的调控机制紊乱。长期的细胞损伤与修复过程，大大增加了基因突变的概率，进而逐步将肝细胞推向癌变的深渊。据统计，

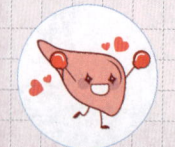

慢性HBV感染者发生肝癌的风险较普通人群高出数倍甚至数十倍。

● 肝硬化患者：处于癌变"前沿阵地"的高风险人群

肝硬化是肝脏长期受损后的一种病理状态，意味着肝脏已经处于严重的结构和功能改变阶段，堪称癌变的"前沿阵地"。在肝硬化过程中，肝脏内纤维组织大量增生，正常的肝小叶结构被破坏，取而代之的是假小叶。这种结构改变不仅影响了肝脏的正常代谢和解毒功能，还营造了一个有利于肿瘤发生的微环境。例如，假小叶内的血管结构异常，会导致局部血液供应和营养分布紊乱，使得肝细胞更容易受到致癌因素的影响。同时，肝硬化患者的免疫系统也会出现异常，对肿瘤细胞的监测和清除能力下降。因此，肝硬化患者发生肝癌的风险显著升高，是早筛的重点关注对象。

● 有肝癌家族史者：遗传阴影下的高风险人群

有肝癌家族史的人，犹如生活在遗传阴影之下，患乙肝相关肝癌的风险大幅增加。遗传因素在肝癌的发生中扮演着重要角色，家族中存在肝癌患者，往往意味着家族成员可能携带某些与肝癌易感性相关的突变基因。这些突变基因可能影响人体对HBV的免疫应答能力，使得免疫系统难以有效清除病毒，从而增加HBV持续感染和肝脏病变的风险。此外，遗传因素还可

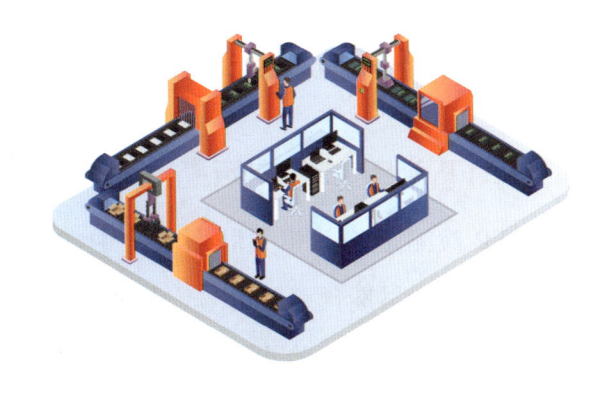

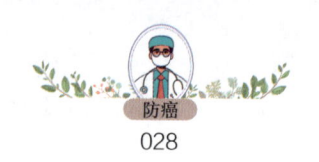

能影响肝细胞的代谢和修复功能，使细胞在面对 HBV 感染等致癌因素时更加脆弱。研究表明，有肝癌家族史的 HBV 感染者，患肝癌的风险比无家族史者高出数倍，因此必须将其纳入高危人群进行重点筛查。

• 有其他高危因素者：不容忽视的潜在风险人群

除了上述三类主要高危人群，还有一些具有其他高危因素的人同样不容忽视。长期酗酒者，酒精在肝脏代谢过程中会产生乙醛等有害物质，这些物质对肝细胞具有直接毒性，可导致肝脏炎症、脂肪变性和纤维化，进而增加乙肝相关肝癌发生风险。长期接触黄曲霉毒素者也是高危人群。黄曲霉毒素是一种强致癌物质，常见于霉变的粮食、坚果等食物中。当人体摄入被黄曲霉毒素污染的食物后，该毒素会在肝脏内代谢，其代谢产物可与肝细胞 DNA 结合，引发基因突变，促进乙肝相关肝癌发生。此外，合并糖尿病等代谢性疾病的 HBV 感染者，因体内代谢紊乱，可导致肝脏脂肪堆积、氧化应激增加等，也会增加乙肝相关肝癌的发病风险。这些人群都应被视为乙肝相关肝癌的高危人群，纳入早筛对象范畴。

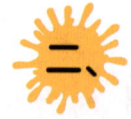

二、认识筛查项目：搭建早筛的精密"探测仪"

• AFP 检测："早期预警"的肿瘤标志物

AFP 检测是乙肝相关肝癌早筛中常用的肿瘤标志物检测项目，可发出"早期预警"信号。AFP 是一种由胎儿肝细胞和卵黄囊产生的糖蛋白，在胎儿出生后，其合成会迅速减少，正常成年

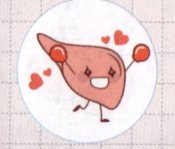

人血清中 AFP 含量极低。然而，当肝细胞发生癌变时，肝细胞会恢复 AFP 的合成能力，导致血清中 AFP 水平升高。虽然 AFP 水平升高并非肝癌所特有，一些良性肝脏疾病如肝炎活动期、肝硬化等也可能导致 AFP 水平轻度升高，但在肝癌筛查中，AFP 仍具有重要意义。通常，当血清 AFP ≥ 400 μg/L，持续 1 个月，或血清 AFP ≥ 200 μg/L，持续 2 个月，且排除妊娠、生殖腺胚胎源性肿瘤及转移性肝癌等情况时，应高度怀疑肝癌。因此，定期检测 AFP 能够在肝癌早期，当肿瘤还处于较小、可治疗阶段时，发出预警信号，为后续进一步检查和诊断提供重要线索。

• 甲胎蛋白异质体：精准诊断的新"利器"

甲胎蛋白异质体（AFP-L3）是 AFP 的一种亚型。在正常肝细胞和良性肝病细胞中，AFP 主要以其他亚型为主；而在肝癌细胞产生的 AFP 中，AFP-L3 所占比例会明显升高。AFP-L3 对肝癌的诊断具有较高的特异性，它就像是肝癌诊断领域的新"利器"。检测血清中 AFP-L3 占总 AFP 的比值（AFP-L3%），当 AFP-L3% ≥ 10% 时，对肝癌的诊断意义重大。与单纯检测 AFP 相比，检测 AFP-L3 能够更精准地从众多 AFP 升高的情况中筛选出肝癌患者，减少漏诊和误诊，为肝癌早筛提供更有力的依据，帮助医生更准确地判断病情。

• 异常凝血酶原：肝癌诊断的新兴"助力"

异常凝血酶原（PIVKA-Ⅱ），又称维生素 K 缺乏或拮抗剂-Ⅱ诱导的无凝血功能的蛋白质，是近年来备受关注的筛查肝癌的肿瘤标志物。在正常情况下，肝脏合成的凝血酶原需要维生素 K 的参与进行羧化修饰才能具有凝血活性。然而，在肝癌细胞中，

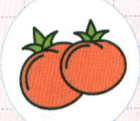

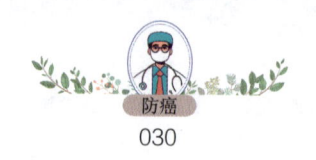

因维生素 K 依赖的羧化过程受到干扰，会产生大量未羧化的异常凝血酶原。研究发现，PIVKA-II 在肝癌患者中的阳性率较高，尤其是对于 AFP 阴性的肝癌患者，PIVKA-II 具有较高的诊断价值。当血清 PIVKA-II 水平 ≥ 40 mAU/mL 时，对肝癌的诊断有重要提示意义。它与 AFP 联合检测，可提高肝癌早期诊断的准确性，犹如为肝癌早筛增添了一位得力"助手"，能够从其他角度发现肝癌的蛛丝马迹。

• 热休克蛋白 90α：肿瘤监测的"潜力新兵"

热休克蛋白 90α（Hsp90α）是一种在细胞受到应激刺激时大量表达的蛋白质。在肿瘤发生、发展过程中，肿瘤细胞会分泌 Hsp90α 到细胞外，进入血液循环。因此，检测血清中的 Hsp90α 水平可作为监测肿瘤的一种手段。对于乙肝相关肝癌，Hsp90α 不仅在其早期可能出现升高，而且其水平变化与肿瘤的大小、分期及预后相关。它就像一个"潜力新兵"，在乙肝相关肝癌早筛中逐渐崭露头角。虽然目前其在乙肝相关肝癌诊断中的特异性和敏感性还需进一步研究完善，但作为新兴的肿瘤标志物，Hsp90α 为乙肝相关肝癌早筛提供了新的思路和方向，有望在未来与其他肿瘤标志物联合应用，提升早筛效果。

• 肝脏超声检查：直观洞察肝脏的"透视镜"

肝脏超声检查是乙肝相关肝癌早筛的重要影像学手段，如同为肝脏配备了一面"透视镜"，能够直观地洞察肝脏的情况。通过超声检查，可以清晰地观察到肝脏的形态、大小、实质回声及血管分布等情况。对于肝脏内的占位性病变，如肿瘤结节，肝脏超声检查能够准确判断其位置、大小、数量及与周围组织的关系。

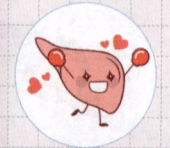

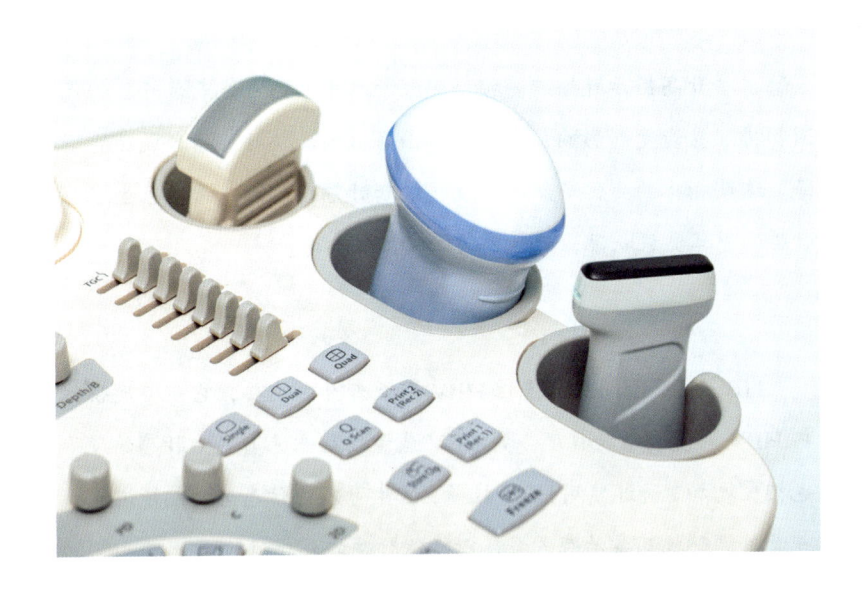

在乙肝相关肝癌早期，肿瘤结节通常较小，此时超声检查能够发现直径 1~2 cm 甚至更小的结节。而且，肝脏超声检查具有操作简便、无创伤、价格相对低廉等优点，适合作为大规模筛查的首选方法。定期进行肝脏超声检查，能够及时发现肝脏内的微小病变，为早期诊断和治疗争取宝贵时间。

● **其他检查项目：辅助诊断的"多面手"**

除了 AFP 检测、PIVKA-Ⅱ检测、Hsp90α 检测和肝脏超声检查这几项主要的筛查项目外，还有一些其他检查项目可作为辅助诊断手段，它们如同"多面手"，从不同角度为乙肝相关肝癌的诊断提供支持。

> 肝功能检查能够反映肝脏的基本功能状态，包括转氨酶、胆红素、白蛋白等指标。在肝癌发生时，肝功能可能会出现异常，如转

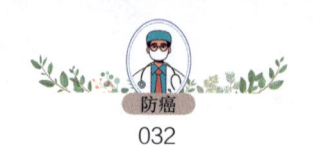

氨酶水平升高提示肝细胞受损，胆红素水平升高可能表示肝脏的代谢和排泄功能受到影响，白蛋白水平降低则反映肝脏的合成功能下降。这些指标的变化虽然不能直接诊断肝癌，但可以帮助医生了解肝脏的整体健康状况，为肝癌的诊断提供参考。

HBV 载量检测对于慢性 HBV 感染者至关重要，它能够反映体内 HBV 的复制活跃程度。高 HBV 载量往往意味着发生肝癌的风险也相应增加。通过监测 HBV 载量，医生可以评估患者的病情进展，并及时调整抗病毒治疗方案，以降低肝癌的发生风险。

如果在上述肿瘤标志物检测或肝脏超声检查中发现异常，进一步的影像学检查如增强 CT、MRI 等则必不可少。增强 CT 和 MRI 能够更清晰地显示肝脏病变的细节，对于判断病变的性质、是否为肝癌及肝癌的分期等具有重要价值。例如，在增强 CT 检查中，肝癌组织在不同时期的强化表现具有特征性，有助于与其他肝脏良性病变相鉴别。

此外，对于一些难以确诊的病例，肝穿刺活检并行病理学检查是获取明确诊断的"金标准"。通过穿刺获取肝脏病变组织，进行病理学检查，能够明确病变的性质，判断是否为肝癌及肝癌的具体类型，为制订精准的治疗方案提供依据。不过，肝穿刺活检属于有创检查，存在一定风险，通常在其他检查无法明确诊断时才会考虑使用。

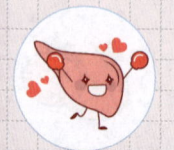

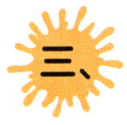

三、把握筛查时机：抓住早筛的"黄金窗口期"

• 定期筛查的起始年龄：早关注，早预防

对于高危人群，确定定期筛查的起始年龄至关重要，早关注才能早预防。一般来说，慢性 HBV 感染者如果年龄超过 40 岁，就应开始定期进行肝癌筛查。这是因为随着年龄增长，人体免疫系统功能逐渐下降，对 HBV 的清除能力减弱，同时肝细胞经过长期的 HBV 感染和损伤，发生癌变的风险逐渐增加。对于有肝硬化的 HBV 感染者，无论年龄大小，都应立即启动定期筛查，因为肝硬化本身就是肝癌的重要危险因素，肝脏已经处于高度危险状态。而有肝癌家族史的 HBV 感染者，考虑到遗传因素带来的更高风险，建议从 20~25 岁开始定期筛查，以便更早发现潜在的肝脏病变。

• 筛查间隔时间：科学设置，持续监测

合理设置筛查间隔时间，能够实现对肝脏健康的科学、持续监测。对于一般慢性 HBV 感染者，建议每 6 个月进行一次 AFP 检测、PIVKA-Ⅱ 检测、Hsp90α 检测和肝脏超声检查。这是因为肝癌的发生和发展是一个渐进的过程，每 6 个月的筛查间隔能够在肿瘤还处于较小、可治疗阶段时及时发现。对于肝硬化患者或有肝癌家族史的 HBV 感染者，由于其患癌风险更高，部分专家建议可将筛查间隔缩短至每 3 个月，以便更密切地监测肝脏病变的动态变化。如果在筛查过程中发现 AFP、PIVKA-Ⅱ、Hsp90α 等指标异常升高，或者肝脏超声检查发现可疑病变，应及时缩短筛查间隔时间，并进一步进行其他相关检查，以明确诊断。

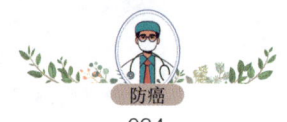

小结

这一章聚焦于乙肝相关肝癌的早筛，我们认识到早筛对于预防和治疗乙肝相关肝癌的重要性。识别高危人群是早筛的第一步，慢性 HBV 感染者、肝硬化患者、有肝癌家族史者等都需要重点关注。各种筛查项目就像是我们发现肝癌的"火眼金睛"，AFP 检测、PIVKA-Ⅱ检测、Hsp90α 检测等肿瘤标志物检测，以及肝脏超声检查、肝功能检查、HBV 载量检测等，从不同角度为我们提供有关肝脏健康的信息。把握好筛查时机也很关键，不同高危人群有不同的起始筛查年龄和筛查间隔时间。

通过早筛，我们有可能在肝癌还处于萌芽状态时就发现它，从而提高治疗成功率，改善患者的预后。这不仅需要我们了解这些筛查知识，还需要我们积极行动起来，尤其是高危人群，一定要按照医生的建议定期进行筛查。接下来，我们会学习乙肝相关肝癌早期精准诊断方法，看看医生是如何准确判断病情的。

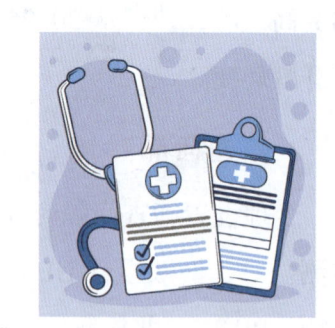

互动思考

如果你属于乙肝相关肝癌高危人群，你是否清楚自己应该从什么年龄开始筛查？你对哪种筛查项目比较感兴趣，想不想了解更多关于它的细节？

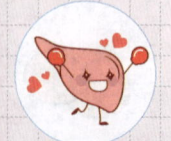

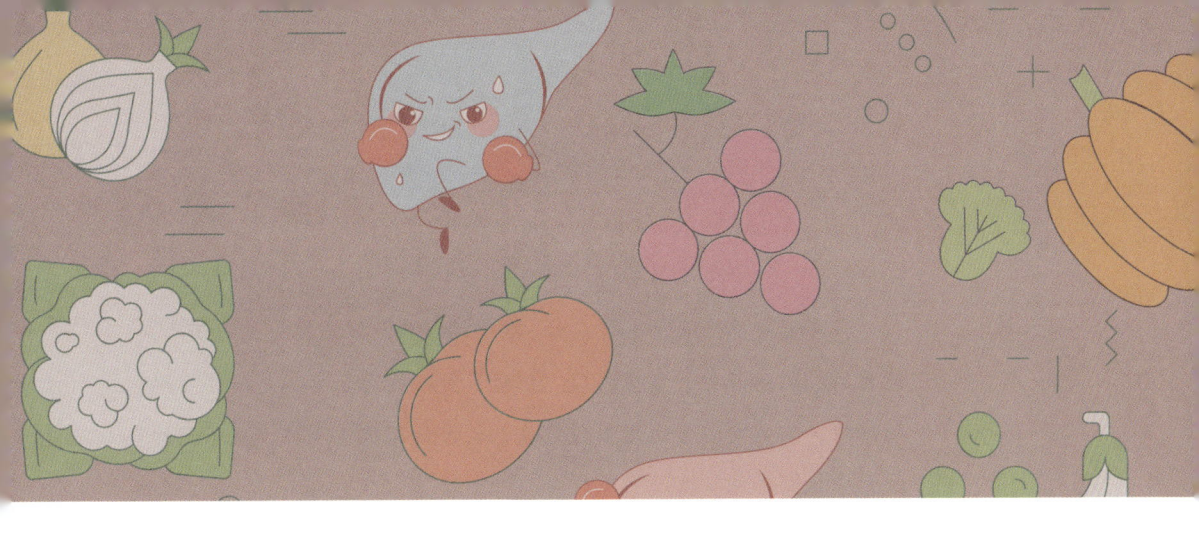

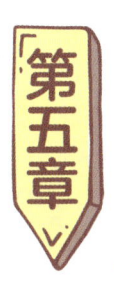

第五章 精准"破案"：乙肝相关肝癌早期精准诊断的"独门秘籍"

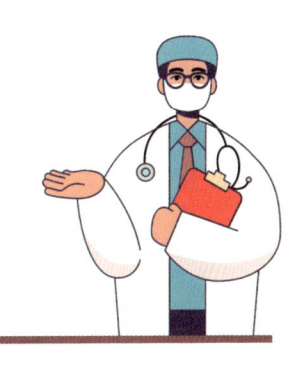

内容提要

本章详细介绍了乙肝相关肝癌早期精准诊断的多种方法。血清学标志物，如 AFP、AFP-L3、PIVKA-Ⅱ 和 Hsp90α 等，能从血液中获取肿瘤信息，其各有特点，需综合判断。影像学检查包括超声、CT、MRI 和 PET/CT 等检查，它们能直观地观察肝脏病变，每种检查都有其独特的优势和适用情况。病理学检查是确诊肝癌的"金标准"，肝穿刺活检可直接获取病变组织以进行判断，但有一定风险；新兴的液体活检无创且可重复检测，有很大发展潜力。此外，miRNA 检测和基因检测也为肝癌诊断带来了新方向。这些诊断方法相互配合，能更准确地诊断肝癌，帮助患者及时发现病情并接受治疗。

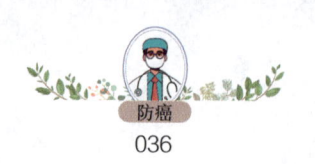

当怀疑自己可能患有肝癌时，准确的诊断就像一把关键的钥匙，能为后续的治疗打开希望之门。但是，肝癌的诊断可不是一件简单的事情，它需要综合运用多种方法，就像侦探破案一样，从不同的线索中找到真相。

你知道吗？我们身体里的血液可以提供很多关于肝癌的线索。通过检测血液中的一些特殊物质，比如血清 AFP 等，医生可以初步判断是否有患肝癌的可能。除了血液检查，还有一些神奇的检查手段，能让医生"看到"我们肝脏里面的情况。像超声检查、CT 检查、MRI 检查等影像学方法，它们各有各的厉害之处，可以帮助医生发现肝脏里的病变。

不过，有时候这些检查还不够，可能还需要进行病理学检查，这可是诊断肝癌的"金标准"。这一章，我们就一起去探寻这些早期精准诊断乙肝相关肝癌的"独门秘籍"，看看医生是如何抽丝剥茧，准确判断病情的。

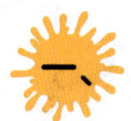

一、血清学标志物：揭开肝癌面纱的"先遣部队"

在乙肝相关肝癌的早期诊断中，血清学标志物检测占据着关键地位。不同的血清学标志物犹如一个个精密的"侦察兵"，从各自独特的角度为医生提供重要信息，彼此相互配合，极大地提升了诊断的准确性与可靠性。下面将深入探讨基于各血清学标志物的检测思路及详尽的结果解读。

● **检测思路**

AFP 优先检测：AFP 作为肝癌诊断领域的"老将"，是首先

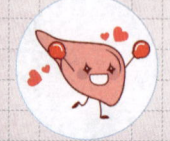

要进行检测的重要血清学标志物。在正常情况下，成人血清中的 AFP 含量处于极低水平。在检测时，一旦发现血清 AFP ≥ 400 µg/L 且持续 1 个月，或者血清 AFP ≥ 200 µg/L 并持续 2 个月，同时排除妊娠、生殖腺胚胎源性肿瘤及转移性肝癌等可能导致 AFP 水平升高的其他情况，肝癌的嫌疑便显著增大。这就拉响了警报，医生此时必须高度重视，立即启动进一步深入检查的程序。

AFP-L3 补充检测（当 AFP 结果存疑时）：当 AFP 检测结果处于 20~400 µg/L，或者只是轻度升高，难以凭借此结果明确诊断时，AFP-L3 检测就显得尤为重要。AFP-L3 是 AFP 的特殊亚型，在肝癌细胞产生的 AFP 中，AFP-L3 所占比例会明显升高。精准检测血清中 AFP-L3 占总 AFP 的比值（AFP-L3%），如果 AFP-L3% ≥ 10%，那么对肝癌的诊断就具有较高的特异性，能够帮助医生在 AFP 结果模棱两可的情况下，更精准地判断病情。

PIVKA-Ⅱ 补充检测（当 AFP 阴性或需提升诊断准确性时）：对于 AFP 检测结果呈阴性，但从其他方面综合判断仍高度怀疑肝癌的患者，或者为了进一步提高诊断的准确性，PIVKA-Ⅱ 检测就成为重要的补充手段。在肝癌细胞中，因维生素 K 依赖的羧化过程受到干扰，会产生大量未羧化的异常凝血酶原。血清 PIVKA-Ⅱ 水平 ≥ 40 mAU/mL，对肝癌的诊断具有重要的提示意义，为医生提供了关键的诊断线索。

Hsp90α 联合检测（综合评估肿瘤情况）：Hsp90α 作为新兴的肿瘤标志物，在肿瘤发生、发展过程中，会被肿瘤细胞分泌到细胞外，进而进入血液循环。检测血清中的 Hsp90α 水平，可以辅助监测肿瘤的相关情况。其水平变化与肿瘤的大小、分期及预后存在关联。虽然目前 Hsp90α 在肝癌诊断中的特异性和敏感性

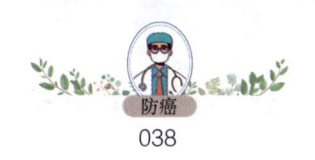

还有待进一步完善，但将其与其他肿瘤标志物联合检测，能够为医生提供更多维度的参考信息，有助于更全面地评估肿瘤状况。

● **结果解读**

单一血清学标志物结果解读

▶ **AFP 水平升高**

当 AFP 水平单独升高时，不能简单判定为肝癌。因为在许多良性肝脏疾病，如急性肝炎发作期，肝细胞会因炎症刺激出现大量坏死与再生，这一过程可能导致 AFP 水平短暂性升高；在肝硬化活动期，肝组织的修复和重建也可能引起 AFP 水平上升。此外，一些生殖系统肿瘤，如睾丸癌、卵巢癌等，以及妊娠期间，AFP 水平同样会升高。

若发现 AFP 水平升高，医生通常会建议患者间隔 2~4 周复查一次 AFP 水平，观察其变化趋势。同时，安排肝脏超声检查，查看肝脏内是否有占位性病变，若发现低回声结节等异常，需进一步判断其性质。肝功能检查也必不可少，通过转氨酶、胆红素、白蛋白等指标评估肝脏功能状态，若转氨酶水平显著升高，提示肝细胞存在损伤；胆红素水平升高可能与肝脏代谢和排泄功能异常有关；白蛋白水平降低则反映肝脏合成功能下降。另外，还会检查 HBV 载量，了解 HBV 复制活跃程度，判断是否因乙肝病情活动导致 AFP 水平升高。

▶ **AFP-L3% 升高**

当 AFP-L3% 升高，特别是在 AFP 为 20~400 μg/L 时，高度提示肝癌可能性，但仍不能确诊。除肝癌外，某些肝脏良性病变，

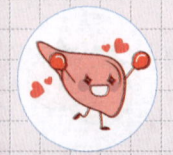

如肝细胞腺瘤、局灶性结节性增生等，可能由肝细胞异常增生，导致 AFP-L3% 出现轻度升高。此外，在一些罕见的代谢性肝脏疾病中，肝细胞的代谢途径改变，也可能影响 AFP 糖基化过程，致使 AFP-L3% 水平异常。

因此，不能仅凭 AFP-L3% 升高就确诊肝癌。医生会综合多方面因素进一步判断，除了详细询问患者的病史，了解是否有慢性肝病、家族肝病史、不良生活习惯（如长期饮酒、吸烟）等，还会结合其他血清学标志物检测结果进行分析。比如，若同时伴有 AFP 水平持续性升高、PIVKA-Ⅱ 水平升高，那么患肝癌的可能性显著增加。若其他血清学标志物无明显异常，则需密切监测 AFP-L3% 的变化趋势，定期复查该项指标。若 AFP-L3% 持续升高，即便幅度不大，也需高度警惕肝癌风险，进一步完善检查；若 AFP-L3% 逐渐下降，可能提示为良性病变或病情有所好转，但仍不能掉以轻心，仍需持续观察。

▶ PIVKA-Ⅱ 水平升高

PIVKA-Ⅱ 水平单独升高，同样需谨慎分析。除肝癌外，维生素 K 缺乏、使用维生素 K 拮抗剂（如华法林）等情况也可能导致 PIVKA-Ⅱ 水平升高。医生会详细询问患者的用药史，了解是否正在服用影响维生素 K 代谢的药物。同时，检查患者的凝血功能指标，如凝血酶原时间（PT）、国际标准化比值（INR）等。若 PT 延长、INR 升高，提示可能存在维生素 K 缺乏或凝血功能异常，需进一步排查原因。

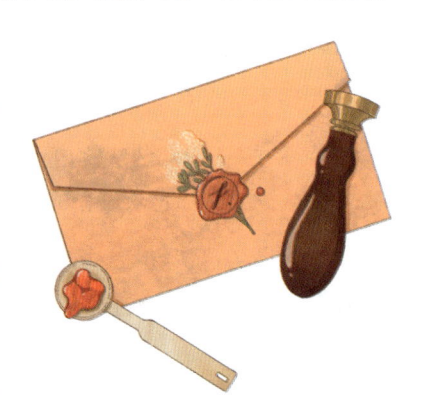

此外，医生会结合其他肝脏相关检查结果判断。若肝功能检

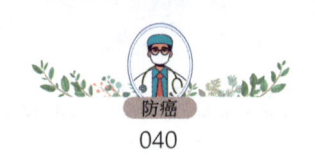

查提示肝脏合成功能下降，且伴有肝脏影像学检查发现的异常病变，则肝癌可能性增加；若排除了维生素 K 缺乏和药物影响，且其他检查高度怀疑肝癌，需要进一步进行肝穿刺活检明确诊断。

▶ Hsp90α 水平升高

Hsp90α 单独检测结果的解读较为复杂，因为其升高并非肝癌所特有。在炎症性疾病、自身免疫性疾病及其他恶性肿瘤中，Hsp90α 也可能升高。如类风湿关节炎患者，因关节炎症反应，体内细胞应激增加，可导致 Hsp90α 水平上升；肺癌、乳腺癌等患者，肿瘤细胞的生长和代谢活跃，也会释放 Hsp90α 进入血液。

> 医生会综合分析患者的症状、体征及其他检查结果。若患者同时伴有肝区疼痛、乏力、消瘦等症状，且 AFP、AFP-L3、PIVKA-Ⅱ 等血清学标志物也有异常，肝癌的可能性增加；若患者有其他系统疾病的表现，如关节疼痛、皮疹等，则需排查是否为其他疾病导致的 Hsp90α 升高。此时，可能需要进一步检查相关的自身抗体、肿瘤标志物组合［如癌胚抗原（CEA）、糖类抗原（CA）等］，以及进行全身影像学检查（如 PET/CT 检查，若经济条件允许），以全面评估病情。

联合检测结果解读

▶ 多种血清学标志物水平异常升高

当 AFP、AFP-L3、PIVKA-Ⅱ 和 Hsp90α 等多种血清学标志物水平同时异常升高时，肝癌的可能性极大。AFP 作为肝癌诊断的经典血清学标志物，其持续显著升高，结合 AFP-L3% ≥ 10%，

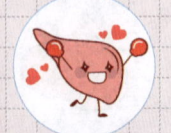

强烈提示肝癌的发生，因为 AFP-L3 主要由肝癌细胞产生，二者同时异常升高增加了诊断的可靠性。PIVKA-Ⅱ水平 ≥ 40 mAU/mL，进一步从凝血功能异常的角度，补充了肝癌诊断的依据，因为肝癌细胞干扰维生素 K 依赖的羧化过程，导致大量未羧化的异常凝血酶原产生。而 Hsp90α 水平在肝癌早期可能出现升高，且其水平变化与肿瘤的大小、分期及预后相关，多种血清学标志物水平的异常升高从不同层面反映了肝癌发生的可能性。

此时，虽然高度怀疑肝癌，但仍需进一步检查确诊。除了常规的增强 CT 和 MRI 检查，还可考虑进行肝脏特异性对比剂增强的 MRI 检查，如使用钆塞酸二钠增强 MRI 检查。此外，对于有条件的患者，还可进行液体活检等检查。

若上述检查发现肝脏有典型的肝癌影像学特征，结合血清学标志物检测结果，基本可临床诊断肝癌。但对于一些不典型病例，或者当需要明确肿瘤病理类型以指导治疗时，肝穿刺活检仍然是必要的。在超声或 CT 引导下进行肝穿刺，获取病变组织进行病理学检查，可明确肿瘤细胞的类型（如肝细胞癌、胆管细胞癌或混合细胞癌）、分化程度等信息，为制订精准的治疗方案提供关键依据。此外，还会检测肿瘤组织的基因表达谱，了解是否存在特定的基因突变或基因异常表达，评估肿瘤的恶性程度和预后，以及是否适合靶向治疗等新型治疗手段。

▶ 部分血清学标志物水平升高

若部分血清学标志物水平升高，部分正常，医生会综合考虑各方面因素。例如，AFP 水平轻度升高、AFP-L3% 正常，但 PIVKA-Ⅱ水平升高，这种情况不能排除肝癌，也可能是肝脏处于癌前病变阶段或其他复杂情况。

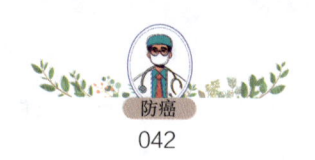

医生会详细询问患者的病史,包括是否感染 HBV、感染时长,是否有肝硬化病史,家族中是否有肝癌患者等,这些因素都与肝癌的发生密切相关。同时,了解患者近期的身体状况,如是否有肝区疼痛、乏力、食欲减退、体重下降等症状,以及症状的持续时间和变化情况。

在血清学标志物方面,除了关注已升高的血清学标志物,还会复查其他相关指标,如肝功能检查中的转氨酶、胆红素、白蛋白等。转氨酶水平升高可能提示肝细胞受损,胆红素水平升高可能与肝脏代谢和排泄功能异常有关,白蛋白水平降低则反映肝脏合成功能下降,这些指标的变化可以辅助判断肝脏的整体健康状况。此外,检测血清中的其他肿瘤标志物,如癌胚抗原、糖类抗原 19-9 等,虽然它们对肝癌的特异性不如 AFP、AFP-L3、PIVKA-Ⅱ,但在某些情况下,如合并胆管细胞癌或发生肝外转移,这些肿瘤标志物水平可能会升高,有助于全面评估病情。

如果经过一段时间的观察和检查,发现肿瘤标志物持续异常,或出现新的异常表现,可能需要进行肝穿刺活检,以明确肝脏病变的性质。肝穿刺活检能够直接获取肝组织,在显微镜下观察细胞形态和结构,判断是否存在癌细胞及癌细胞的类型和分化程度,为后续治疗提供准确依据。

动态监测结果解读

血清学标志物的动态变化对病情判断至关重要。如果在一段时间内,血清学标志物水平持续升高,即使未达到诊断阈值,也应高度警惕。例如,AFP 水平从轻度升高逐渐上升到接近诊断标准,同时 PIVKA-Ⅱ 水平也呈上升趋势,这可能提示病情在进展,

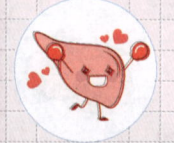

肝脏内潜在的肿瘤病变在逐渐发展。此时，除增加检查频率外，还可能需要进行更高级别的影像学检查，如 PET/CT 检查，以发现可能存在的微小转移灶或隐匿性肿瘤。

相反，若血清学标志物水平逐渐下降，可能表示病情得到控制或治疗有效。但这并不意味着可以放松警惕，仍需持续监测。例如，在肝癌患者接受手术切除、介入治疗或靶向治疗后，血清学标志物水平下降，说明治疗起到了一定作用。但在随访过程中，若血清学标志物再次升高，可能提示肿瘤复发或转移。此时，需立即进行全面检查，包括影像学检查、肿瘤标志物复查等，重新评估病情，调整治疗方案。

二、影像学检查：洞察肝脏奥秘的"透视之眼"

• 超声检查：便捷高效的"初步侦察兵"

超声检查堪称肝癌早期诊断方法中便捷高效的"初步侦察兵"。它能直观地显示肝脏的形态、大小、实质回声及血管分布等情况。凭借超声检查，医生能够清晰地发现肝脏内的占位性病变，哪怕是直径 1~2 cm 甚至更小的肿瘤结节也难以遁形。

超声检查操作简便、无创伤且价格相对低廉，适合大规模人群的肝癌筛查。在常规超声检查基础上，超声造影技术进一步提升了其诊断价值。超声造影是通过静脉注射超声造影剂，使肝脏内的血管及病变组织得以更清晰地显影。造影剂微泡在血液中循环，能够实时动态地反映肝组织的血流灌注情况。肝癌病灶在超声造影下通常表现为动脉期快速增强，呈高增强状态，而在门静脉期和延迟期迅速消退，呈现低增强，即典型的"快进快出"特征，

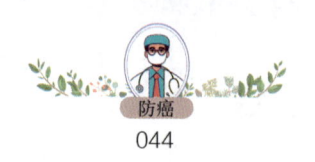

这与周围正常肝组织的血流灌注模式形成鲜明对比，有助于更准确地区分肝脏良恶性病变，提高肝癌早期诊断的准确性。研究表明，常规超声检查诊断肝癌的敏感性为50%~70%，而超声造影可将敏感性提升为80%~90%，特异性为80%~90%。通过对这些血流灌注特征的观察，医生能够在超声检查中初步判断病变的性质，为后续进一步检查提供重要线索。然而，超声检查对于一些微小病变的定性诊断可能存在一定局限性，此时就需要借助其他更精确的影像学检查手段进一步确认。

● CT检查：细节尽显的"精细勘探员"

CT检查在肝癌早期诊断中扮演着"精细勘探员"的角色。通过对肝脏进行多层扫描，CT能够获取肝脏的详细断层图像，清晰地显示肝脏的解剖结构和病变细节。对于肝癌病灶，CT可以准确判断其位置、大小、形态及与周围组织和血管的关系。

在增强CT检查中，肝癌组织会呈现出特征性的强化表现。动脉期肝癌病灶通常会迅速强化，密度高于周围正常肝组织，而在门静脉期和延迟期，病灶密度则会迅速下降，低于正常肝组织，这种"快进快出"的强化特点是肝癌的典型表现之一。通过对这些细节的观察和分析，医生能够更加准确地诊断肝癌，并对其分期进行初步评估，为后续治疗方案的制订提供重要依据。研究显示，增强CT检查诊断肝癌的敏感性为80%~90%，特异性为85%~95%。

● MRI检查：软组织分辨的"王牌专家"

MRI检查在肝癌早期诊断方面犹如软组织分辨的"王牌专家"。相较于CT检查，MRI检查对软组织具有更高的分辨力，

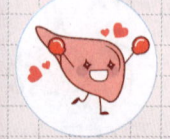

能够更清晰地显示肝脏病变的内部结构和组织特征。

MRI 检查可以通过多种成像序列，如 T1 加权成像、T2 加权成像及弥散加权成像（DWI）等，从不同角度观察肝脏病变。例如，在 T2 加权成像上，肝癌病灶通常表现为高信号，而在 DWI 上，由于肿瘤细胞密集，水分子扩散受限，会呈现出高信号。此外，增强 MRI 检查同样能够显示肝癌的强化特点，与增强 CT 检查相互补充，进一步提高肝癌诊断的准确性。

在增强 MRI 检查中，钆塞酸二钠增强 MRI 检查具有独特优势。钆塞酸二钠不仅具有非特异性细胞外对比剂的特性，还能被正常肝细胞摄取并经胆汁排泄。在钆塞酸二钠增强 MRI 检查中，正常肝组织在延迟期呈现高信号，而肝癌细胞因缺乏正常肝细胞的摄取功能而在延迟期表现为低信号，这种明显的对比有助于发现更小的肝癌病灶。研究表明，普通增强 MRI 检查诊断肝癌的敏感性为 85%~95%，特异性为 90%~95%。对于直径小于 1 cm 的微小肝癌，钆塞酸二钠增强 MRI 检查比普通增强 MRI 检查有更高的敏感性，同时对于肝脏局灶性病变的鉴别诊断也具有重要价值，能够更准确地区分肝癌与其他良性肝脏病变，为肝癌的早期精准诊断提供有力支持。对于一些 CT 检查难以明确诊断的病变，MRI 检查，特别是钆塞酸二钠增强 MRI 检查，往往能够凭借其对软组织的高分辨力和独特的造影特点，提供更准确的诊断信息。

• PET/CT 检查：全身肿瘤的"探测器"

PET/CT 检查是一种将正电子发射断层显像（PET）与 CT 相融合的先进影像学检查手段。PET 主要反映人体组织的代谢功能，CT 则侧重于显示人体的解剖结构，二者结合能同时提供代谢功

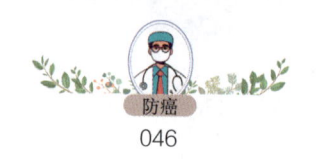

能信息与精确的解剖定位，犹如给医生提供了一张详细的"人体地图"，帮助他们更全面、准确地观察体内情况。

在乙肝相关肝癌诊断中，PET/CT 检查有着独特的价值。肝癌细胞代谢活跃，对葡萄糖的摄取能力明显高于正常组织细胞。在 PET/CT 检查中，会给患者注射含有放射性核素标记的葡萄糖类似物［如 ^{18}F- 氟代脱氧葡萄糖（^{18}F-FDG）］，肝癌细胞会大量摄取这种物质，从而在图像上呈现为高代谢灶，就像在黑暗中点亮的"信号灯"，使医生能够清晰地发现肿瘤的位置、大小和形态。

PET/CT 检查主要用于检测肝癌是否发生远处转移，评估肿瘤的恶性程度和全身情况。对于一些难以确定是否存在转移的肝癌患者，PET/CT 检查能发挥关键作用。例如，当其他影像学检查怀疑肝癌可能有肺转移，但无法明确时，PET/CT 检查可通过检测肺部代谢情况，判断肺部的结节或阴影是否为转移瘤。如果肺部病变部位出现明显的 ^{18}F-FDG 摄取率增高，提示该部位很可能是转移灶；若代谢水平与周围正常组织相似，则转移的可能性较小。此外，PET/CT 检查还能发现其他部位的潜在转移病灶，如骨骼、淋巴结、肾上腺等，为制订治疗方案提供重要依据。如果发现有远处转移，治疗方案可能会从局部治疗转变为以全身治疗为主，如靶向治疗、免疫治疗等，同时结合姑息性的局部治疗，以缓解症状、提高生活质量。

然而，PET/CT 检查也存在一定的局限性。一方面，其检查费用相对较高，这在一定程度上限制了其广泛应用，患者在选择检查时需要考虑经济因素。另一方面，PET/CT 检查存在一定辐射，虽然单次检查的辐射剂量在安全范围内，但对于一些特殊人群，

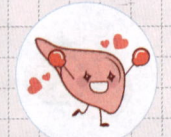

如孕妇、儿童等，除非必要，一般不建议进行该项检查。因此，PET/CT 检查通常在其他检查无法明确病情或需要全面评估全身转移情况时选用，医生会根据患者的具体病情和身体状况，权衡利弊后决定是否进行该项检查。

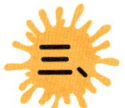

三、肝穿刺活检：直接获取"证据"的关键手段

病理学检查在乙肝相关肝癌的诊断中占据着至关重要的地位，是确诊肝癌的"金标准"，就如同法院做出的终审判决一样具有权威性。当血清学标志物和影像学检查高度怀疑肝癌，但仍无法给出确定性诊断时，肝组织病理学检查便成为关键的确诊手段。

肝穿刺活检是获取肝脏病变组织进行病理学检查的重要方法。在超声或 CT 引导下，医生会使用一根细针经皮穿刺进入肝脏，精准地获取少量病变组织。这一过程就像是从"犯罪现场"提取关键证据，对后续的"审判"起着决定性作用。

病理医生在显微镜下仔细观察细胞，寻找癌细胞的蛛丝马迹。癌细胞通常具有一些特征性改变，比如细胞异型性，表现为细胞大小、形态不一，细胞核增大、染色加深，核仁明显等；核分裂象增多，这意味着细胞的增殖活性增强。通过这些特征，病理医生能够判断病变的性质是否为肝癌，同时，还可以确定肝癌的具体类型，是肝细胞癌、胆管细胞癌还是混合细胞癌等。不同类型的肝癌在治

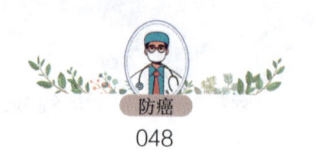

疗方法和预后上存在差异，准确的诊断为后续制订个体化的治疗方案提供了关键依据。

肝穿刺活检诊断肝癌的准确性极高，诊断准确率可达95%。然而，它属于有创检查，存在一定风险，比如可能会导致出血、感染等并发症。因此，通常在其他检查无法明确诊断时才会考虑使用。在进行肝穿刺活检前，医生会对患者进行全面评估，包括凝血功能、血小板计数等指标，确保患者能够耐受该项检查。

四、液体活检：新兴的"无创侦察兵"

随着医学技术的不断进步，液体活检作为一种新兴的病理诊断方法逐渐崭露头角，堪称"无创侦察兵"。它主要通过检测血液、尿液等体液中的肿瘤标志物，如循环肿瘤细胞（CTC）、循环肿瘤DNA（ctDNA）及外泌体等，来获取肿瘤相关信息。

以ctDNA为例，它是肿瘤细胞释放到血液中的DNA片段，携带了肿瘤细胞的基因突变信息。这些基因突变信息就像是肿瘤细胞留下的"指纹"，通过对ctDNA的检测，可以发现肝癌相关的基因突变，为肝癌的早期诊断提供有力依据。例如，某些特定基因的突变与肝癌的发生、发展密切相关，检测到这些基因突变可以帮助医生更早地发现潜在的肝癌风险。

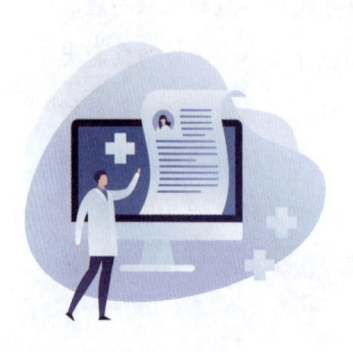

目前液体活检技术在肝癌诊断中的准确性和敏感性还在不断研究中。现有研究显示，ctDNA检测诊断肝

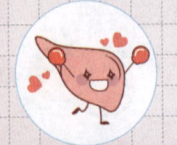

癌的敏感性为 50%~70%，特异性为 70%~90%。与传统的肝穿刺活检相比，液体活检具有无创、可重复检测等显著优点。患者不需要承受穿刺的痛苦和风险，而且可以在疾病的不同阶段多次进行检测，实时监测肿瘤的动态变化，如在治疗过程中观察肿瘤对治疗的反应，以及是否出现复发或转移等情况。

虽然目前液体活检的准确性和敏感性相较于传统检查方法还有一定的提升空间，但随着技术的不断突破和完善，它有望成为肝癌早期精准诊断的重要补充手段，为患者提供更加便捷、高效的诊断方法。未来，液体活检或许能够与肝穿刺活检相互配合，进一步提高肝癌诊断的准确性和及时性，为肝癌患者带来更多的希望。

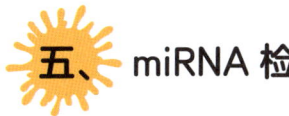

五、miRNA 检测：肝癌诊断的新希望

复旦大学樊嘉院士团队的研究成果为肝癌诊断带来了新的思路，其中 miRNA 检测展现出巨大潜力。miRNA 是一类内源性非编码小分子 RNA，虽长度较短，但在基因表达调控中发挥着关键作用。在肝癌发生、发展过程中，miRNA 的表达谱会发生特异性改变。

> 樊嘉院士团队报告指出，特定的 miRNA 组合可作为肝癌诊断的新型生物标志物。例如，某些 miRNA 在肝癌组织中表达上调，而另一些则表达下调。通过对这些差异表达的 miRNA 进行检测和分析，可以辅助肝癌的早期诊断。与传统诊断指标相比，miRNA 具有独特优势。它不仅能在血液、组织液等多种体液中稳定存在，便于检测，而且其表达变化往往早于肿瘤的形态学改变，有助于实现肝癌的超早期诊断。

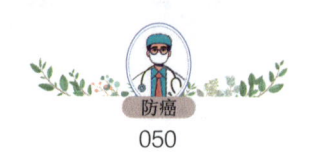

目前，miRNA检测技术在不断优化，定量聚合酶链反应（qPCR）、第二代测序技术等方法被广泛应用于miRNA的检测。但miRNA检测在临床大规模应用前，还需进一步完善标准化检测流程，提高检测的准确性和可重复性。随着研究的深入，miRNA有望与现有的血清学标志物、影像学检查及病理学检查等手段相结合，构建更加精准、高效的肝癌诊断体系，为肝癌患者的早期发现和治疗争取更多时间。

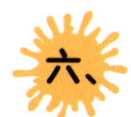

六、基因检测：解锁肝癌诊断"密码"

基因检测在肝癌诊断领域正逐渐崭露头角，为深入了解肝癌的发生、发展机制提供了分子层面的依据。它主要通过分析肿瘤细胞或患者血液中的基因信息，探寻与肝癌相关的基因突变、基因拷贝数变异及基因表达异常等情况。

常见的与肝癌相关的突变基因包括TP53、CTNNB1等。TP53作为重要的抑癌基因，其突变会导致细胞失去对肿瘤生长的抑制能力；CTNNB1基因的异常激活则会促进肝癌细胞的增殖和侵袭。通过对这些突变基因的检测，能够辅助医生判断肿瘤的恶性程度和预后情况。此外，基因拷贝数变异也与肝癌密切相关，例如MYC基因的扩增，往往预示着肿瘤的不良预后。

在检测方法上，第二代测序技术是目前应用较为广泛的基因检测手段。它能够同时对多个基因进行高通量测序，一次性获取大量的基因信息，不仅可以检测已知的肝癌相关突变基因，还能发现潜

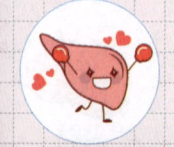

在的新突变基因。数字PCR技术则具有更高的灵敏度，能够精准定量检测低丰度的突变基因，对于肝癌的早期诊断和微小残留病灶的监测具有重要意义。

在常规手段无法诊断肝癌的情况下，基因检测的重要性更为凸显。当血清学标志物和影像学检查结果模棱两可，肝穿刺活检又因各种原因无法进行或难以明确诊断时，基因检测能从分子层面提供关键线索。比如，一些肝癌患者的AFP水平处于临界值，超声、CT等影像学检查也未发现典型的肿瘤特征，但通过对血液或肿瘤组织进行基因检测，若发现特定的肝癌相关基因突变或基因表达异常，就可能明确诊断。此外，基因检测还能帮助医生了解肿瘤的潜在生物学行为，对于制订后续的诊疗策略至关重要。例如，检测到某些基因变异提示肿瘤具有高侵袭性和耐药性，医生就可以提前调整治疗方案，选择更有效的治疗手段，避免延误病情。

不过，基因检测目前也面临一些挑战：检测成本相对较高，限制了其在大规模人群中的普及；检测结果的解读也较为复杂，需要专业的生物信息学和医学知识。此外，不同检测机构的技术水平和质量控制存在差异，也可能影响检测结果的准确性。但随着技术的不断进步和成本的降低，基因检测有望在肝癌诊断中发挥更重要的作用，成为肝癌综合诊断体系中的重要一环。

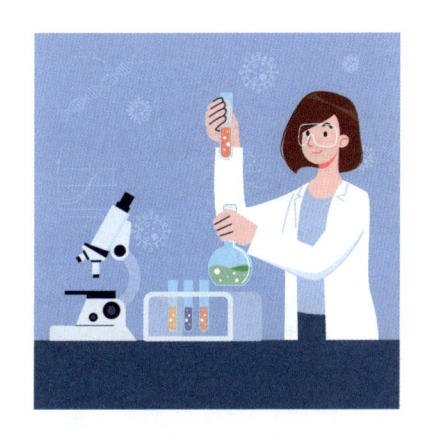

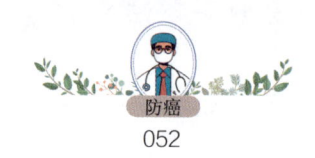

小结

在这一章里，我们了解到乙肝相关肝癌的早期精准诊断需要多种方法相互补充。血清学标志物是重要的"预警信号"，但单一血清学标志物诊断不太可靠，联合检测能提高准确性。影像学检查就像医生的"透视之眼"，不同检查各有长处，能帮助医生发现肝脏病变。病理学检查是确诊的关键，肝穿刺活检虽然准确，但因为有创，通常在其他检查无法确诊时使用。液体活检作为新技术，给肝癌诊断带来新希望。另外，miRNA检测和基因检测从基因层面为诊断提供帮助，尤其是在常规手段难以诊断时，基因检测能发挥重要作用。

了解这些诊断方法，能让我们在面对肝癌时更有信心。如果身体有异常或者筛查结果有问题，我们就能理解医生安排各种检查的原因，更好地配合诊断，争取早发现、早治疗。下一章我们会学习如何评估肝癌病情，以便制订合适的治疗方案。

互动思考

你认为在这些诊断方法中，哪种诊断方法最关键，为什么？如果医生建议你进行某项诊断检查，你会有顾虑吗？可以和身边的人讨论一下。

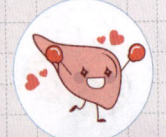

第六章

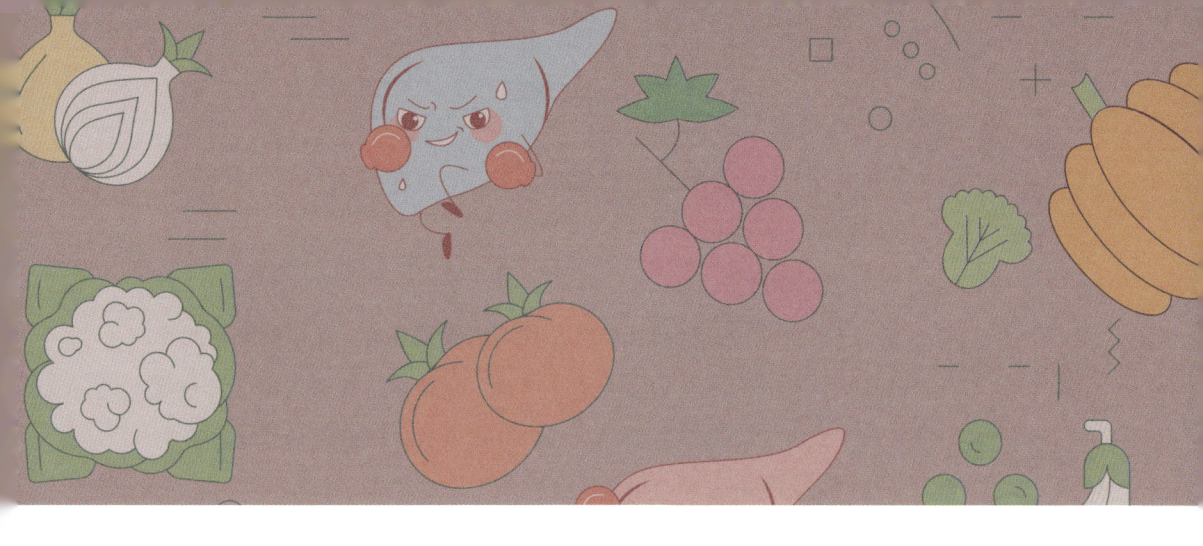

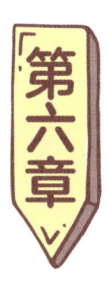

心中有数：
评估乙肝相关肝癌病情的实用指南

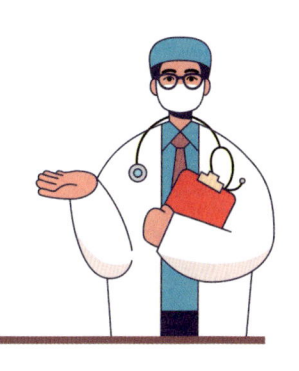

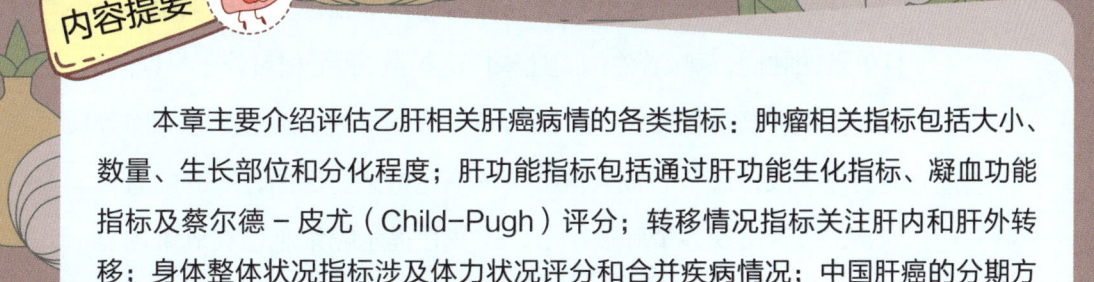

内容提要

本章主要介绍评估乙肝相关肝癌病情的各类指标：肿瘤相关指标包括大小、数量、生长部位和分化程度；肝功能指标包括通过肝功能生化指标、凝血功能指标及蔡尔德－皮尤（Child-Pugh）评分；转移情况指标关注肝内和肝外转移；身体整体状况指标涉及体力状况评分和合并疾病情况；中国肝癌的分期方案（CNLC）对肝癌分期与治疗决策具有重要意义。

一旦确诊了乙肝相关肝癌，接下来最重要的就是了解病情的严重程度，这就需要我们学会评估病情。评估病情就像是给这场和癌症的"战斗"做一个全面的规划，只有清楚了解敌人的情况，我们才能制订出更有效的应对策略。

那该从哪些方面来评估病情呢？肿瘤的大小、数量、长在肝脏的什么位置，还有肿瘤细胞的分化程度，这些都能告诉我们肿瘤的发展情况。肝脏的功能也很重要，它是否还能正常工作，对我们选择治疗方法有很大的影响。另外，癌细胞有没有转移到身体其他地方，以及患者的身体整体状况怎么样，这些都是评估病情时需要考虑的因素。

这一章，我们就来学习评估乙肝相关肝癌病情的实用指南，让大家对病情有更清晰的认识，在面对癌症的时候能做到心中有数，更好地和医生一起制订治疗方案。

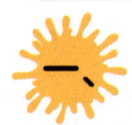

一、肿瘤相关指标：肝癌病情的"直接画像"

• 肿瘤大小与数量

肿瘤大小和数量是评估肝癌病情的基础指标。一般来说，较小且单发的肿瘤，意味着癌细胞还未广泛扩散，病情相对处于早期阶段。例如，当肿瘤直径 < 3 cm，且仅有一个病灶时，通过手术切除等局部治疗手段，患者有较大机会实现临床治愈。然而，若肿瘤直径 > 5 cm，或者出现多个肿瘤结节，这往往提示癌细胞已在肝脏内有一定程度的扩散，治疗难度随之增加，预后也相对较差。多个肿瘤的存在还可能影响肝脏的整体功能，引发肝功能异常等一系列问题。

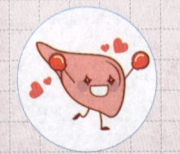

为了更直观地了解肿瘤大小与数量随病情发展的动态变化，我们进行了简单的总结，如表1所示。

表1　乙肝相关肝癌肿瘤大小与数量的动态变化

病情阶段	肿瘤直径/cm	肿瘤数量/个
早期	<3	1
中期	3~5	2~3
晚期	>5	>3

● 肿瘤细胞的生长部位

肿瘤生长在肝脏的具体位置同样至关重要。肝脏内部结构复杂，不同区域承担着不同的功能，且与周围重要血管、胆管等结构关系密切。如果肿瘤生长在肝脏的边缘，且未侵犯重要血管和胆管，手术切除相对容易，对肝脏正常功能的影响也较小。反之，若肿瘤位于肝脏中央，或者紧邻肝门等关键部位，此处血管、胆管密集，手术操作难度极大，稍有不慎就可能损伤重要结构，导致严重并发症。此外，即使不进行手术，肿瘤对周围组织的压迫也可能引发黄疸、门静脉高压等症状，进一步加重病情。

● 肿瘤细胞的分化程度

肿瘤细胞的分化程度反映了其与正常肝细胞的相似程度，是判断肿瘤恶性程度的重要依据。高分化的肿瘤细胞，形态和功能与正常肝细胞较为接近，生长相对缓慢，侵袭和转移能力较弱，病情发展相对较慢。而低分化的肿瘤细胞，与正常肝细胞差异较大，具有更强的增殖、侵袭和转移能力，更容易侵犯周围组织和远处器官，病情往往更为凶险，治疗后复发的风险也较高。通过对肿瘤组织进行病理学检查，医生能够明确肿瘤细胞的分化程度，为制订个体化的治疗方案提供关键信息。

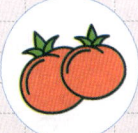

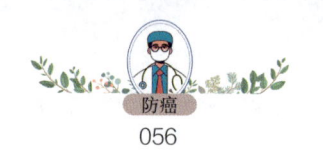

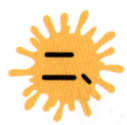

二、肝功能指标：肝脏健康的"晴雨表"

• **肝功能生化指标**

肝功能生化指标是评估肝脏健康状况的常用指标，包括转氨酶[如谷丙转氨酶（ALT）、谷草转氨酶（AST）]、胆红素、白蛋白等。转氨酶水平升高通常提示肝细胞受到损伤，可能是由 HBV 持续感染引发的炎症，也可能是肿瘤侵犯导致。胆红素水平升高，尤其是直接胆红素水平升高，可能意味着肝脏的代谢和排泄功能出现障碍，常见于肿瘤压迫胆管，导致胆汁排泄不畅。白蛋白由肝脏合成，其水平降低反映肝脏合成功能下降。长期低白蛋白血症可能导致腹水、水肿等并发症，影响患者的生活质量和预后。

表 2 总结了肝功能生化指标在乙肝相关肝癌病情发展中的动态变化。

表2 乙肝相关肝癌肝功能生化指标动态变化

病情阶段	谷丙转氨酶/（U·L^{-1}）	谷草转氨酶/（U·L^{-1}）	胆红素/（μmol·L^{-1}）	白蛋白/（g·L^{-1}）
早期	轻度升高（＜100）	轻度升高（＜100）	正常或轻度升高（＜34.2）	正常（35~55）
中期	中度升高（100~200）	中度升高（100~200）	中度升高（34.2~171.0）	轻度降低（30~＞35）
晚期	重度升高（＞200）	重度升高（＞200）	重度升高（＞171.0）	明显降低（＜30）

• **凝血功能指标**

肝脏在人体凝血过程中发挥着关键作用，许多凝血因子都在肝脏中合成。因此，凝血功能指标也是评估肝脏功能的重要方面。

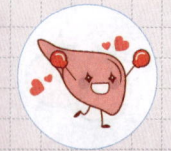

凝血酶原时间延长、国际标准化比值升高等，表明肝脏合成凝血因子的能力下降，可能存在凝血功能障碍。对于肝癌患者，凝血功能异常不仅增加了出血风险，如易出现消化道出血等严重并发症，还提示肝功能受损较为严重，影响后续治疗方案的选择。例如，对于凝血功能严重异常的患者，手术等有创治疗可能会带来极大风险，需要先进行相应的纠正治疗。乙肝相关肝癌凝血功能指标动态变化见表3。

表3 乙肝相关肝癌凝血功能指标动态变化

病情阶段	凝血酶原时间/秒	国际标准化比值
早期	正常或轻度延长（＜14）	正常或轻度升高（＜1.2）
中期	中度延长（14~16）	中度升高（1.2~1.5）
晚期	重度延长（＞16）	重度升高（＞1.5）

• Child-Pugh 评分

Child-Pugh 评分是临床上广泛应用的评估肝脏储备功能的重要指标，对于乙肝相关肝癌患者的病情评估和治疗方案选择具有重要指导意义。该评分系统主要基于5个参数：血清胆红素、白蛋白、凝血酶原时间延长、腹水及肝性脑病，每个参数根据严重程度分为1~3分，总分为5~15分，分数越高表示肝脏储备功能越差。具体评分标准见表4。

表4 Child-Pugh评分标准

参数	1分	2分	3分
血清胆红素/（μmol·L^{-1}）	＜34.2	34.2~51.3	＞51.3
白蛋白/（g·L^{-1}）	＞35	28~35	＜28

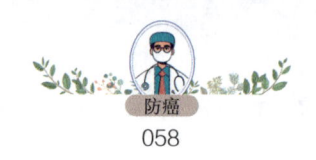

续表

参数	1分	2分	3分
凝血酶原时间延长/秒	1~3	4~6	>6
腹水	无	少量，易控制	中至大量，难控制
肝性脑病	无	1~2级	3~4级

注：Child-Pugh A 级（5~6分）表示肝脏储备功能良好，患者对手术等治疗的耐受性相对较好；Child-Pugh B 级（7~9分）提示肝脏储备功能中等，治疗时需谨慎选择方案；Child-Pugh C 级（10~15分）则表明肝脏储备功能差，治疗选择较为有限，预后相对较差。

三、转移情况指标：病情扩散的"预警信号"

• 肝内转移

乙肝相关肝癌极易在肝脏内部发生转移。癌细胞可通过肝内血管、淋巴管等途径，在肝脏内播散，形成新的肿瘤病灶。肝内转移灶的出现，意味着肿瘤已不限于局部，病情进一步发展。通过影像学检查，如肝脏超声、CT、MRI 等检查，能够发现肝内新出现的占位性病变，判断是否存在肝内转移。一旦发现肝内转移，治疗策略可能需要从局部治疗转变为系统性治疗，如靶向治疗、免疫治疗等，以控制肿瘤在肝脏内的进一步扩散。

• 肝外转移

肝癌发生肝外转移，表明病情已进入晚期阶段。常见的转移部位包括肺、骨、淋巴结等。肺转移可能导致咳嗽、咯血、呼吸困难等症状；骨转移则会引起骨痛、病理性骨折等问题，严重影响患者的生活质量。通过胸部 CT、全身骨显像、PET/CT 等检查手段，可以明确是否存在肝外转移。一旦确诊肝外转移，治疗目标通常以缓解症状、延长生存期、提高生活质量为主，多采用综合治疗方案，如化学治疗（简称化疗）、靶向治疗联合免疫治疗等，

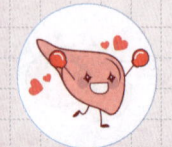

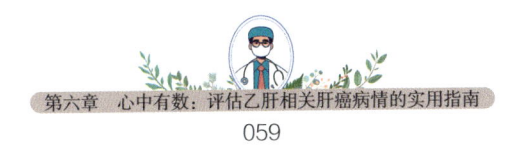

同时结合对症支持治疗，减轻患者痛苦。

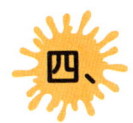

四、身体整体状况指标：治疗耐受的"基石"

• 体力状况评分

体力状况评分是衡量患者日常生活活动能力的指标，常用的有美国东部肿瘤协作组体力状况评分（ECOG评分）。0分表示患者活动能力完全正常，与患病前无差异；1分表示患者能自由走动，可进行轻体力活动，但无法从事较重体力劳动；2分表示患者可自由走动，但无法进行任何体力活动，白天卧床时间不超过50%；3分表示患者生活大部分时间需要卧床，白天卧床时间超过50%；4分表示患者完全卧床，无法自理。体力状况评分直接影响治疗方案的选择和患者对治疗的耐受程度。乙肝相关肝癌患者体力状况评分动态变化见表5。评分较低（0~2分）的患者，通常能够耐受较为积极的治疗手段，如手术、高强度化疗等；而评分较高（3~4分）的患者，只能接受相对温和的支持治疗，以缓解症状、维持基本生活质量。

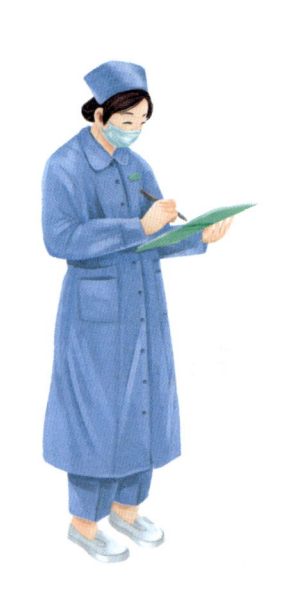

表5 乙肝相关肝癌患者体力状况评分动态变化

病情阶段	ECOG评分
早期	0~1分
中期	1~2分
晚期	3~4分

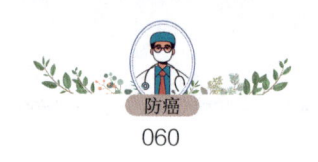

• 合并疾病情况

患者合并的其他疾病，如糖尿病、高血压等，也会对乙肝相关肝癌的病情评估和治疗产生重要影响。例如，糖尿病患者血糖控制不佳，可能增加感染风险，影响术后伤口愈合；高血压患者在进行手术或某些药物治疗时，需要密切监测血压，防止血压波动引发心脑血管意外。对于合并多种慢性疾病的患者，治疗肝癌时需要综合考虑各方面因素，制订更为谨慎、个体化的治疗方案，以确保治疗的安全性和有效性。

五、CNLC：肝癌分期与治疗决策的重要依据

CNLC 系统结合了肿瘤情况、肝功能分级及患者体力状况等多方面因素，对肝癌进行全面分期，为临床治疗决策提供了重要依据。

① CNLC Ⅰ期：分为Ⅰa期和Ⅰb期。Ⅰa期指单个肿瘤且直径≤5 cm，Ⅰb期指单个肿瘤、直径＞5 cm 或 2~3 个肿瘤且最大直径≤3 cm。Ⅰa期和Ⅰb期的共同点为 Child-Pugh A 级或 B 级；ECOG 评分 0~2 分；无影像学可见血管癌栓和肝外转移。此阶段患者通常适合根治性治疗，如手术切除、肝移植、消融治疗等，预后相对较好。

② CNLC Ⅱ期：分为Ⅱa期和Ⅱb期。Ⅱa期指 2~3 个肿瘤且最大直径＞3 cm，Child-Pugh A 级或 B 级，ECOG 评分 0~2

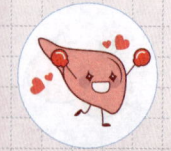

分，无影像学可见血管癌栓和肝外转移；Ⅱb期指4个及以上肿瘤，不论肿瘤直径大小，Child-Pugh A级或B级，ECOG评分0~2分，无影像学可见血管癌栓和肝外转移。Ⅱ期患者部分可考虑手术切除，也可根据具体情况选择局部消融、介入治疗等，同时结合系统治疗以提高疗效。

③ CNLC Ⅲ期：包括Ⅲa期和Ⅲb期。Ⅲa期指不论肿瘤直径大小和数目，有影像学可见血管癌栓而无肝外转移，Child-Pugh A级或B级，ECOG评分0~2分；Ⅲb期指ECOG评分0~2分，Child-Pugh A级或B级，不论肿瘤直径大小和数目，不论有无影像学可见血管癌栓，但有肝外转移。Ⅲ期患者以系统治疗为主，如靶向治疗、免疫治疗联合或序贯治疗，部分患者可结合局部治疗以缓解症状、控制肿瘤进展。

④ CNLC Ⅳ期：一般指ECOG评分≥3分或Child-Pugh C级的患者，不论肿瘤直径大小和数目，不论有无影像学可见血管癌栓，不论有无肝外转移。此阶段患者主要以最佳支持治疗为主，旨在缓解症状、提高生活质量。

了解这些评估乙肝相关肝癌病情的指标，能够帮助患者及其家属更深入地理解病情，与医生共同制订出最适合的治疗方案。在抗癌之路上，做到心中有数，积极应对。

小结

这一章为我们提供了评估乙肝相关肝癌病情的全面指南。我们知道了肿瘤相关指标，如大小、数量、生长部位和分化程度，能直观反映肿瘤的情况，肿瘤越小、数量越少、分化程度越高，病情相对越好。肝功能指标就像肝脏健康的"晴雨表"，肝功能生化指标、凝血功能指标及 Child-Pugh 评分能帮助我们了解肝脏的功能状态。转移情况指标和身体整体状况指标也很重要，肝内或肝外转移意味着病情加重，体力状况评分和合并疾病情况则影响着患者对治疗的耐受能力。

CNLC 更是综合了多方面因素，为肝癌分期和治疗决策提供了重要依据。了解这些评估指标，能让患者和家属更清楚地认识病情，与医生更好地沟通，共同制订出更合适的治疗方案。下一章，我们将根据这些评估结果，学习如何为患者量身定制治疗方案。

互动思考

在评估病情的指标中，你觉得哪类指标最能反映病情的严重程度？在了解这些指标后，你对乙肝相关肝癌病情评估有了哪些新的认识？你对乙肝相关肝癌治疗方法的具体细节感兴趣吗？比如不同分期的具体治疗方案选择，你可以去医院相关门诊咨询，医生会为你详细介绍。

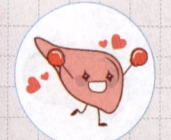

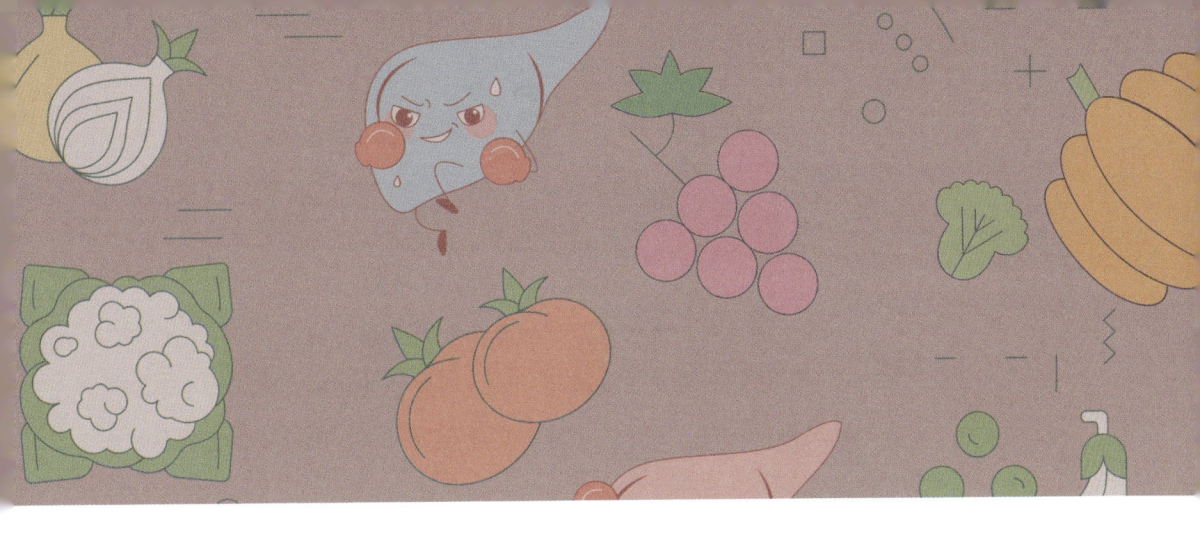

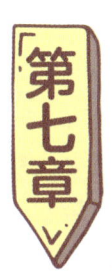

第七章 量身定制：乙肝相关肝癌治疗方案的"私人定制"之道

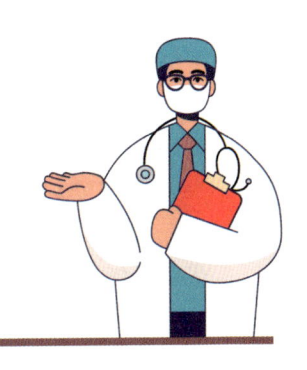

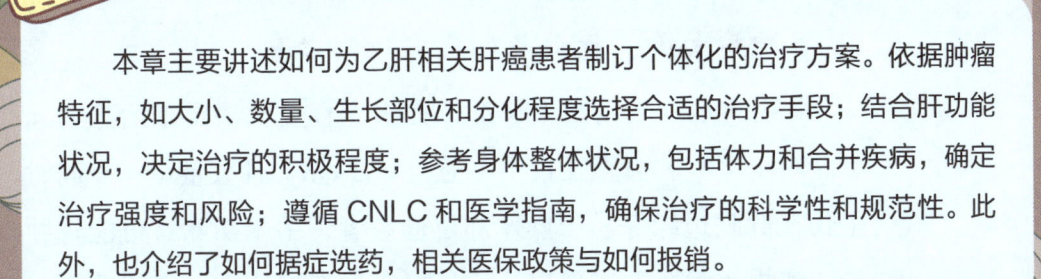

内容提要

本章主要讲述如何为乙肝相关肝癌患者制订个体化的治疗方案。依据肿瘤特征，如大小、数量、生长部位和分化程度选择合适的治疗手段；结合肝功能状况，决定治疗的积极程度；参考身体整体状况，包括体力和合并疾病，确定治疗强度和风险；遵循 CNLC 和医学指南，确保治疗的科学性和规范性。此外，也介绍了如何据症选药，相关医保政策与如何报销。

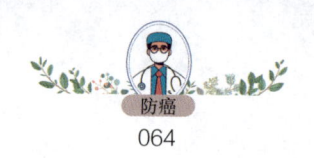

知道了病情的严重程度后,接下来就是要制订治疗方案了。你可能会想,治疗肝癌是不是有统一的方法呢?其实不是的,每个患者的情况都不一样,就像我们穿衣服要合身一样,治疗方案也需要"私人定制",这样才能达到最好的治疗效果。

那医生是根据什么来为患者制订治疗方案的呢?其中,肿瘤的特征很重要,比如肿瘤的大小、数量、长在肝脏中的位置,还有肿瘤细胞的分化程度,这些都会影响治疗方法的选择。肝脏的功能也不能忽视,如果肝功能好,可能会选择一些比较积极的治疗方法;要是肝功能不太好,治疗方案的选择就得更谨慎。另外,患者身体的整体状况,像体力怎么样,有没有其他疾病,也都是在制订方案时要考虑的因素。

这一章,我们就来看看医生是如何为乙肝相关肝癌患者"私人定制"治疗方案的,了解不同情况下的治疗选择,让大家对治疗有更清楚的认识,更好地配合医生进行治疗。

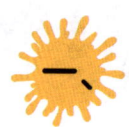

一、依据肿瘤特征"量体裁衣"

● 肿瘤大小、数量与生长部位的考量

肿瘤大小、数量和生长部位在很大程度上决定了治疗的起点。对于那些肿瘤直径较小(通常 < 3 cm)且数量单一,同时生长在肝脏边缘等易于操作部位的患者,手术切除有可能将肿瘤"连根拔起",实现根治的目标。这就好比在一场战斗中,精准打击敌人的核心据点,迅速解决问题。手术切除是肝癌治疗中最直接有效的方法之一,通过切除肿瘤组织,能最大限度

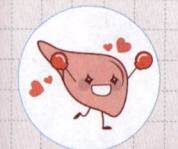

地去除肿瘤细胞。常见的手术方式有肝部分切除术，医生会根据肿瘤的位置和大小，切除包含肿瘤的部分肝组织；还有肝叶切除术，适用于肿瘤位于某一肝叶的情况。手术成功的关键在于精准定位肿瘤和保留足够的肝功能，这样患者术后恢复会相对较好，生活质量也能得到保障。

然而，如果肿瘤个头较大，或者数量较多，又或者生长在肝脏的关键部位，如靠近大血管、胆管等，手术的难度就会大大增加，如同在布满陷阱的战场上作战。此时，局部消融治疗就可能成为替代方案，像射频消融术、微波消融术等，通过高温或其他物理手段，直接将肿瘤"就地消灭"，对周围组织的损伤相对较小。以射频消融术为例，它是利用高频电流产生的热量使肿瘤组织凝固坏死。医生会在超声或CT的引导下，将电极针插入肿瘤内部，通过电流加热肿瘤，达到杀死肿瘤细胞的目的。这种方法创伤小、恢复快，适合一些不能耐受手术的患者。但它也有一定的局限性，对于较大的肿瘤可能无法完全消融，需要多次治疗。

另外，介入治疗在这种情况下也能发挥重要作用。介入治疗主要包括肝动脉插管化疗栓塞术（TACE）和肝动脉灌注化疗（HAIC）。TACE是将化疗药物和栓塞剂注入肿瘤供血动脉，一方面阻断肿瘤的血液供应，使其"饿死"，另一方面局部高浓度的化疗药物能直接杀伤肿瘤细胞。HAIC则是通过导管将化疗药物直接灌注到肝脏肿瘤部位，提高肝脏肿瘤局部的药物浓度，增强治疗效果。介入治疗对肝功能的影响相对较小，适用于肿瘤较大、数量较多或位置特殊的患者，但需要多次治疗，且每次治疗后患者可能会出现一些不良反应，如发热、腹痛等。

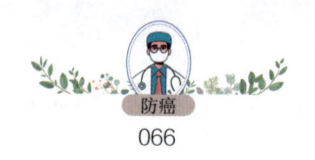

- **肿瘤细胞分化程度的影响**

肿瘤细胞的分化程度是一个重要的"风向标"。高分化的肿瘤细胞,相对"温和",生长速度较慢,对常规治疗手段的反应可能较好。这种情况下,除了手术切除和消融治疗外,放射治疗(简称放疗)也可能是一种选择。放疗利用高能射线杀死肿瘤细胞,对局部肿瘤有较好的控制作用。对于一些不能手术或术后有残留病灶的高分化肝癌患者,放疗可以作为辅助治疗手段,进一步消灭肿瘤细胞,降低复发风险。放疗的优点是对周围正常组织的损伤相对较小,但它也有一定的副作用,如可能会引起放射性肝炎、恶心、呕吐等,不过这些副作用大多在放疗结束后会逐渐减轻。

而低分化的肿瘤细胞则如同"疯狂的侵略者",生长迅速且容易扩散。对于部分低分化的肿瘤细胞,除了局部治疗,往往还需要联合全身治疗,如靶向治疗、免疫治疗等,从多个方向对肿瘤细胞进行"围追堵截",防止它们"四处逃窜"。比如,先进行手术切除大部分肿瘤,术后再配合靶向药物治疗,抑制残留肿瘤细胞的生长;或者采用免疫治疗,激活患者自身的免疫系统来攻击肿瘤细胞。多管齐下,才能更好地控制病情,延长患者的生存期。

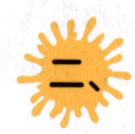

二、结合肝功能"对症下药"

- **肝功能良好时的选择**

当患者的肝功能处于较好状态,比如 Child-Pugh 评分属于 A

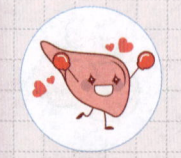

级，意味着肝脏这台"精密仪器"还能正常运转。此时，可以选择相对积极的治疗方案，像手术切除、肝移植等，大刀阔斧地对肿瘤发起"进攻"。因为良好的肝功能能够为身体提供足够的支持，帮助患者更好地耐受治疗带来的创伤和副作用。

在肝功能良好的情况下，手术切除成功率更高，患者术后恢复也相对较快。肝移植则是对于那些肝脏基础疾病严重，如伴有肝硬化且预计手术切除后剩余肝脏无法维持正常功能的患者的一种理想选择。通过肝移植，替换整个病肝，既能清除肿瘤病灶，又能改善肝功能。但肝移植也面临着一些问题，比如供体短缺、手术费用高昂及术后需要长期服用免疫抑制剂等，这些都需要患者和家属慎重考虑。

● **肝功能受损时的策略**

要是肝功能出现了一定程度的受损，如 Child-Pugh 评分处于 B 级，治疗就需要更加谨慎。可能要优先考虑对肝脏负担较小的治疗方法，如介入治疗，通过将药物直接输送到肿瘤部位，在精准打击肿瘤细胞的同时，尽量减少对肝整体功能的影响。介入治疗中的 TACE 和 HAIC，在肝功能受损时，既能有效治疗肿瘤，又能最大限度保护剩余肝功能。此外，局部消融治疗也可以考虑，它对肝功能的影响相对较小，能够在一定程度上控制肿瘤生长。

而对于 Child-Pugh C 级患者，肝功能已经严重受损，此时治疗的重点可能会转向改善肝功能、缓解症状，提高患者的生活质量，而不是一味地追求肿瘤的完全消除。可以通过药物治疗来改善肝功能，如使用保肝药物、抗病毒药物等；对于出现腹水的患者，

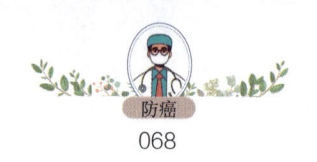

可以采取利尿、补充白蛋白等措施缓解症状。在这个阶段，过度的抗肿瘤治疗可能会加重肝脏负担，导致病情恶化，所以要谨慎选择治疗方案。

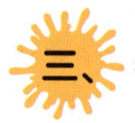

三、参考身体整体状况"因材施教"

• 体力状况与治疗强度

患者的体力状况如同士兵的体能，直接影响着治疗的"作战强度"。如果患者的体力状况良好，ECOG 评分在 0~2 分，就像体能充沛的士兵，能够承受较为激烈的"战斗"，可以选择手术、高强度化疗等积极的治疗方式。手术治疗可以更彻底地切除肿瘤，而高强度化疗虽然副作用较大，但对肿瘤细胞的杀伤作用也更强。不过，在进行这些治疗前，医生会综合评估患者的身体状况，确保患者能够耐受治疗带来的不良反应。

但如果患者体力较差，ECOG 评分达到 3 分，如同体力不支的士兵，就需要选择相对温和的治疗手段，如靶向治疗联合免疫治疗，或者单纯的支持治疗，以减轻患者的痛苦，延长生命。靶向治疗和免疫治疗相比化疗，副作用相对较小，对患者体力的要求也较低。支持治疗则主要是缓解患者的症状，如疼痛、恶心、呕吐等，提高患者的舒适度，让患者在有限的时间里能生活得更舒适。

• 合并疾病与治疗风险

患者合并的其他疾病也是治疗方案制订中不能忽视的"隐藏关卡"。例如，糖尿病患者血糖控制不佳会增加感染的风险，影

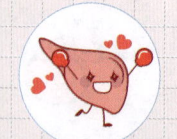

响术后伤口愈合。对于这类患者，在治疗肝癌的同时，必须密切关注血糖的管理，选择对血糖影响较小的治疗药物和方式。如果选择手术治疗，术前要将血糖控制在合适的范围，术后也要加强血糖监测和控制，防止感染等并发症的发生。

又如高血压患者，在进行手术或某些药物治疗时，血压的波动可能引发心脑血管意外，因此需要更加精细地调控血压，确保治疗过程的安全。在选择治疗方案时，医生会综合考虑患者的高血压病情和肝癌的治疗需求，选择对血压影响较小的治疗方法，或者在治疗过程中加强对血压的监测和控制，避免出现危险情况。

四、遵循分期与指南的"精准导航"

• CNLC 的指引

CNLC Ⅰ期：该期肿瘤相对局限，对治疗方案的选择最为有利。对于该期患者，手术切除通常是首选方案。手术能够直接去除肿瘤组织，有望实现根治。就像在战役初期，集中优势兵力直接拔除敌人的关键据点。常见的手术方式包括肝部分切除术、肝叶切除术等，医生会根据肿瘤的具体位置和大小选择合适的手术方式。肝移植也是一种选择，特别是对于那些肝脏基础疾病严重，如伴有肝硬化且预计手术切除后剩余肝脏无法维持正常功能的患者，肝移植可替换整个病肝，在清除肿瘤病灶的同时改善肝功能。

此外，消融治疗如射频消融术、微波消融术等，对于一些因各

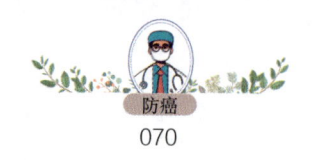

种原因无法耐受手术的患者，可作为替代方案。消融治疗通过局部高温使肿瘤组织凝固坏死，创伤较小，恢复相对较快，能在较小的身体负担下达到消灭肿瘤的目的。该期一般较少用到全身性抗肿瘤药物，但在特殊情况下，如术后辅助治疗预防复发，可能会考虑使用一些具有潜在抗肿瘤活性的药物，不过目前并无标准推荐。如果患者合并其他疾病，如心脏病、糖尿病等，医生会在术前对这些疾病进行评估和控制，确保手术安全。

CNLC Ⅱ期：该期病情有所进展，但仍有多种治疗手段可供选择。对于该期患者，手术切除依然是重要的治疗选择。然而，由于肿瘤较大，手术难度和风险会相应增加，可能需要更复杂的手术技巧和术前评估。比如，术前可能需要进行肝脏储备功能评估、血管成像等检查，以确定手术的可行性和安全性。

对于3个以上肿瘤，或肿瘤侵犯门静脉分支、肝静脉主干，Child-Pugh A级或B级，ECOG评分0~2分的患者，除了手术，还可考虑综合治疗。例如，先进行介入治疗，通过TACE，将化疗药物和栓塞剂注入肿瘤供血动脉，一方面阻断肿瘤的血液供应，使其"饿死"，另一方面局部高浓度的化疗药物直接杀伤肿瘤细胞。之后可根据情况配合消融治疗，进一步清除残留的肿瘤细胞。同时，结合系统治疗如靶向治疗，通过抑制肿瘤细胞生长、增殖相关的信号通路，从全身层面控制肿瘤进展，多管齐下，提高治疗效果。如果患者为Child-Pugh B级，在进行介入治疗时，医生会更加谨慎地选择药物剂量和治疗方案，避免对肝功能造成过大损伤。

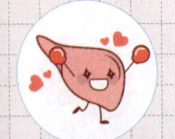

CNLC Ⅲ期：该期患者肿瘤情况更为复杂，且常伴有血管侵犯或肝外转移。对于存在门静脉或肝静脉主要分支侵犯（肉眼可见癌栓），Child-Pugh A级或B级，且ECOG评分0~2分的患者，治疗方案较为棘手。

在这种情况下，部分患者可尝试手术切除，但手术难度极大，需要经验丰富的外科团队进行精准操作，且术后复发风险较高。因此，更多时候会采用综合治疗策略。介入治疗中的TACE仍是重要手段，通过栓塞肿瘤血管和局部化疗，控制肿瘤生长；还可联合靶向治疗药物，如使用仑伐替尼、索拉非尼等，从多个靶点抑制肿瘤细胞的增殖和血管生成。免疫治疗也可参与其中，像帕博利珠单抗、纳武利尤单抗等程序性死亡受体1（PD-1）抑制剂，可激活机体免疫系统对抗肿瘤细胞。三者联合使用，能更好地控制病情进展。

若患者存在肝外转移，且肝功能尚可（Child-Pugh A级或B级）、体力状况较好（ECOG评分0~1分），进行全身系统性治疗就更为关键。除了上述提到的靶向治疗联合免疫治疗，还可考虑参加临床试验，尝试新型的联合治疗方案，以期获得更好的疗效。但需注意，这类患者的治疗预后相对较差，在治疗过程中要密切关注病情变化和患者的耐受情况。

CNLC Ⅳ期：这是肝癌病情最为严重的阶段，患者的身体状况和肿瘤情况都较差。对于ECOG评分≥3分的患者，此时积极的抗肿瘤治疗可能无法给患者带来明显的生存获益，反而会增加患者的痛苦。因此，治疗主要以最佳支持治疗为主，包括缓解疼痛、营养支持、控制腹水等对症治疗措施。通过这些治疗，减轻患者的不适症状，提高患者的生活质量，让患者在有限的时间内尽可

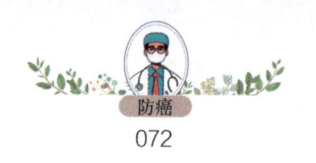

能舒适地生活。一般较少使用抗肿瘤药物，但在患者身体状况允许且经医生评估可能获益的情况下，可谨慎选择相对温和的靶向或免疫治疗药物尝试，但需密切关注患者的反应和耐受性。如果患者出现严重的疼痛，医生会根据疼痛程度选择合适的镇痛药物，从非甾体抗炎药到阿片类药物，逐步缓解患者的疼痛症状。

● **遵循指南规范**

医学指南是众多专家智慧的结晶，是治疗的"行动指南"。医生在制订治疗方案时，会严格遵循国内外权威的肝癌治疗指南，结合患者的个体情况，选择最适合的治疗方法。这就如同在航海中，依据准确的航海图和导航系统，确保治疗的方向正确，不偏离科学的轨道。

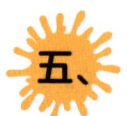

五、据症选药：乙肝相关肝癌的药物治疗方案

随着医学发展，治疗药物不断涌现，为患者带来新希望。从抗血管生成药物切断肿瘤营养供给，到PD-1/程序性死亡受体配体1（PD-L1）药物激活免疫系统对抗肿瘤，再到多种联合用药方案协同增效。了解这些药物，能帮助患者与家属更好地参与治疗决策。接下来，让我们深入了解乙肝相关肝癌的药物治疗方案，一起探寻抗癌的前沿医学成果。

抗血管生成药物

抗血管生成药物通过抑制肿瘤血管生成，切断肿瘤的营养供

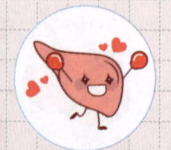

应，从而抑制肿瘤生长和转移，在乙肝相关肝癌治疗中占据重要地位。

▶ 贝伐珠单抗及其类似物

贝伐珠单抗是一种重组人源化单克隆抗体，通过特异性结合 VEGF，阻止其与受体结合，抑制肿瘤血管生成。贝伐珠单抗类似物与其作用机制相同。在肝癌治疗中，其常与免疫治疗药物联合使用。如与阿替利珠单抗联合，用于未接受过全身系统性治疗的不可切除肝癌患者；与信迪利单抗联合，用于未接受过系统抗肿瘤治疗的不可切除或转移性肝癌患者的一线治疗。常见不良反应有高血压（当联合阿替利珠单抗时）、蛋白尿（当联合阿替利珠单抗时）等。

▶ 阿帕替尼

阿帕替尼是抗血管生成小分子酪氨酸激酶抑制剂，主要通过抑制 VEGF 受体发挥作用。获批单药用于既往接受过至少一线系统性抗肿瘤治疗后失败或不可耐受的晚期肝癌患者。它能延长二线或以上晚期肝癌患者的中位生存时间。常见不良反应是高血压、蛋白尿、白细胞减少症、血小板减少症等。

▶ 仑伐替尼

仑伐替尼是多靶点抗血管生成酪氨酸激酶抑制剂，能抑制血管内皮生长因子受体（VEGFR）、成纤维细胞生长因子受体（FGFR）、血小板衍生生长因子受体（PDGFR）等多个受体。其通过阻断这些受体的信号传导，抑制肿瘤血管生成，还能直接抑制肿瘤细胞的增殖。用于未接受过全身系统性治疗的不可切除肝癌患者。使用该药的患者的中位无进展生存期优于使用索拉非尼的患者，疾病进展风险下降 34%。常见不良反应有高血压、蛋白尿、腹泻、食欲下降等。

▶ 多纳非尼

多纳非尼是国产创新靶向药，能抑制肿瘤细胞的增殖和肿瘤血管生成，通过抑制多个激酶靶点，包括 VEGFR、PDGFR 等，发挥双重抗肿瘤作用。用于既往未接受过全身系统性抗肿瘤治疗的不可切除肝癌患者。与使用索拉非尼的患者比，使用多纳非尼患者的中位生存期更长，死亡风险下降 17%。常见不良反应为手足皮肤反应、谷草转氨酶水平升高、总胆红素水平升高、血小板计数降低、腹泻等。

▶ 索拉非尼

索拉非尼是多靶点小分子酪氨酸激酶抑制剂，一方面抑制肿瘤细胞内的 Raf 激酶，阻断 RAS/Raf/MEK/ERK 信号通路，抑制肿瘤细胞增殖；另一方面抑制 VEGFR 和 PDGFR，抑制肿瘤血管生成。其适用于无法手术或转移的肝癌患者，对不同背景的晚期肝癌患者有生存获益。常见不良反应有腹泻、手足综合征、皮疹、高血压等。

▶ 瑞戈非尼

瑞戈非尼是多激酶抑制剂，能抑制 VEGFR、PDGFR、激酶插入域受体（KIT）等，抑制肿瘤血管生成和肿瘤细胞增殖，还能调节肿瘤微环境。其用于既往接受过索拉非尼治疗的肝癌患者。与安慰剂相比，其可降低患者死亡和疾病进展风险。常见不良反应为高血压、手足皮肤反应、乏力、腹泻等。

▶ 卡博替尼

卡博替尼是多激酶抑制剂，能抑制 VEGFR、间质表皮转化因子（MET）、受体酪氨酸激酶（AXL）等，阻断肿瘤血管生成、

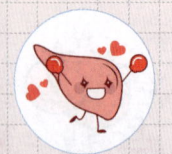

肿瘤细胞增殖和转移信号通路。其用于肝癌二线治疗，适用于一线系统治疗失败或不可耐受的患者。还可延长生存期，但联合阿替利珠单抗未显示出生存获益优势，且不良反应更多。常见不良反应有手足综合征、高血压、腹泻等。

PD-1/PD-L1 药物

在癌症治疗领域，PD-1 和 PD-L1 是两个关键概念，它们与人体免疫系统和肿瘤细胞关系密切，相关药物在癌症治疗，尤其是乙肝相关肝癌治疗中发挥着重要作用。

人体免疫系统中的 T 细胞就像"警察"，能识别并消灭入侵的病原体和肿瘤细胞。肿瘤细胞十分狡猾，会利用免疫逃逸机制来躲避 T 细胞的攻击。肿瘤细胞表面会产生一种名为 PD-L1 的蛋白质，它能与 T 细胞表面的 PD-1 结合，就像给 T 细胞戴上了"眼罩"，让 T 细胞无法识别肿瘤细胞，肿瘤细胞借此逃脱免疫监视，进而肆意生长和扩散。

PD-1 和 PD-L1 相关药物就是针对这种免疫逃逸机制研发的。PD-1 抑制剂可以阻断 PD-1 与 PD-L1 的结合，让 T 细胞重新"看清"肿瘤细胞；PD-L1 抑制剂则是阻止 PD-L1 与 PD-1 结合，同样达到激活 T 细胞的目的。简单来说，这些抑制剂就像是给 T 细胞解开"眼罩"，恢复 T 细胞对肿瘤细胞的识别和杀伤能力，让免疫系统重新发挥作用对抗肿瘤。

▶ 阿替利珠单抗

阿替利珠单抗是一种 PD-L1 抑制剂，能阻断 PD-L1 与免疫细胞表面的 PD-1 结合，让免疫细胞恢复对肿瘤细胞的攻击能力。常与贝伐珠单抗联合用于未接受过全身系统性治疗的不可切除肝癌患

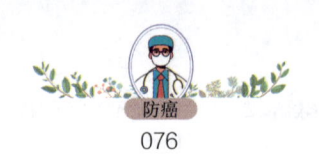

者。联合治疗能显著延长患者的生存期和无进展生存期，降低疾病进展风险。常见不良反应除高血压、蛋白尿外，还有肝功能异常（转氨酶水平升高）、胃肠道反应（腹泻、恶心）、食欲下降等。

▶ 帕博利珠单抗

帕博利珠单抗属于 PD-1 抑制剂，通过阻断 PD-1 与程序性死亡受体配体 2（PD-L2）、PD-L1 的结合，激活 T 细胞，增强机体对肿瘤细胞的免疫监视和杀伤作用。国外获批用于经索拉非尼治疗后的肝癌患者。虽患者的总生存期和无进展生存期有延长趋势，但未达统计学显著性差异。常见不良反应有疲劳、瘙痒、皮疹、甲状腺功能减退、腹泻、恶心等。

▶ 纳武利尤单抗

纳武利尤单抗也是 PD-1 抑制剂，通过阻断 PD-1 信号通路，重新激活 T 细胞，使其恢复对肿瘤细胞的活性。国外用于曾接受过索拉非尼治疗的肝癌患者，可延长患者的生存期。不良反应包括疲劳、皮疹、腹泻、肝毒性（转氨酶水平升高）、内分泌疾病（甲状腺功能异常）等。

▶ 替雷利珠单抗

替雷利珠单抗是国产 PD-1 抑制剂，能特异性结合 PD-1，阻断其与 PD-L1 相互作用，激活 T 细胞的抗肿瘤活性。获批用于不可切除或转移性肝癌患者的一线治疗。与使用索拉非尼相比，总生存期达非劣效，死亡风险降低 15%。常见不良反应为谷草转氨酶水平升高、谷丙转氨酶水平升高、总胆红素水平升高、乏力、白细胞减少、血小板减少等。

▶ 信迪利单抗

信迪利单抗是 PD-1 抑制剂，能阻断 PD-1/PD-L1 通路，

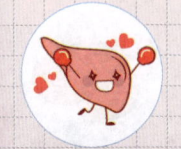

激活 T 细胞，增强免疫系统对肿瘤细胞的杀伤力。与贝伐珠单抗类似物联合用于未接受过系统抗肿瘤治疗的不可切除或转移性肝癌患者的一线治疗。与索拉非尼单药治疗相比，联合治疗能降低疾病进展和死亡风险，安全性也较好。不良反应有蛋白尿、血小板减少、谷草转氨酶水平升高、高血压、甲状腺功能减退等。

▶ 卡瑞利珠单抗

卡瑞利珠单抗作为 PD-1 抑制剂，能激活免疫细胞攻击肿瘤。与阿帕替尼联合用于不可切除或转移性肝癌患者的一线治疗。与索拉非尼单药治疗相比，联合治疗能降低死亡和疾病进展风险。≥3 级不良事件（严重，需医疗干预）主要是高血压、手足综合征、转氨酶水平升高，还有可能出现反应性皮肤毛细血管增生症（多为 1~2 级）。

常规联合用药方案

国内外指南推荐多种联合用药方案，旨在通过不同药物的协同作用，提高治疗效果。

▶ 免疫联合抗血管生成方案

阿替利珠单抗联合贝伐珠单抗：此方案用于未接受过全身系统性治疗的不可切除肝癌患者，显著延长患者的生存期和无进展生存期，降低疾病进展风险。

信迪利单抗联合贝伐珠单抗类似物：此方案用于未接受过系统抗肿瘤治疗的不可切除或转移性肝癌患者的一线治疗，能有效降低疾病进展和死亡风险。

卡瑞利珠单抗联合阿帕替尼：此方案用于不可切除或转移性肝癌患者的一线治疗，可降低死亡和疾病进展风险。

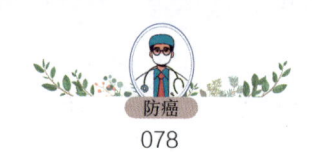

▶ **靶向药物联合方案**

目前也有探索不同靶向药物联合的方案，如仑伐替尼联合卡博替尼等，虽然尚未广泛获批，但在一些临床研究中显示出对肿瘤控制的潜力，有望为肝癌患者提供更多选择。不过在联合使用时，不良反应可能会有所增加，需密切关注患者情况。

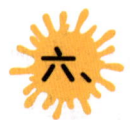

六、医保政策与报销

• 国家基本医疗保险政策

国家基本医疗保险对于肝癌报销，遵循保障基本、分类报销、限定条件、费用分担、动态调整等原则，旨在让患者能得到合理的医疗费用补偿，具体如下。

①**保障基本**：聚焦于满足肝癌患者的基本医疗需求，将临床治疗中必需、安全有效且价格合理的肝癌治疗药物和诊疗项目纳入医保报销范围。例如，将常见的抗肝癌药物如仑伐替尼、信迪利单抗等纳入医保目录，使患者能够以较低的成本获得有效的治疗药物。像仑伐替尼主要用于未接受过全身系统性治疗的不可切除肝癌患者，在纳入国家基本医疗保险后，价格明显降低，大大减轻了患者的经济负担。

②**分类报销**：依据药品和诊疗项目的性质进行分类报销。把药品分为甲、乙、丙三类，甲类药品全额纳入报销范围；乙类药品需患者个人先行自付一定比例（如10%或14%）后，再按规定比例报销；丙类药品则属于全自费范畴，不能报销。诊疗项目也类似，有全额报销、部分报销和自费的区别。

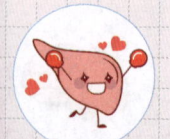

③**限定条件**：对肝癌相关药品和诊疗项目的报销设置严格限定条件。比如信迪利单抗，常与贝伐珠单抗类似物联合用于未接受过系统抗肿瘤治疗的不可切除或转移性肝癌患者的一线治疗，只有符合该治疗阶段和病情标准的患者才能享受医保报销。这一举措既能确保医保资源合理利用，又能保障真正有需求的肝癌患者得到有力的经济支持。

④**费用分担**：设定起付线、报销比例和封顶线来实现医保基金与患者的费用分担。在肝癌治疗中，医保报销比例依据费用区间划分，如＜4万元报销85%，4万元~8万元报销90%，超过8万元报销95%。起付线以下和封顶线以上的费用通常由患者自付，在起付线和封顶线之间的费用，医保按比例报销，患者自付剩余部分。

⑤**动态调整**：医保目录会根据医学发展、药品研发、费用水平等因素动态调整。不断将新的、疗效确切的肝癌治疗药物和诊疗技术纳入医保，淘汰效果不佳或性价比低的项目。2025年1月1日起医保目录升级，众多与肝癌治疗相关的药物被纳入其中，肿瘤用药新增26个（含4个罕见病），且谈判竞价药品平均降价幅度高达63%，让患者能用上更多有效的治疗手段，减轻经济压力。

• 各地医保政策与报销存在差异

各地针对肝癌的医保政策存在差异，主要受以下几方面因素影响。

①**经济发展水平**：经济较发达地区如北京、上海、广州，财政收入充裕，医保基金筹资能力强，这使得它们有更多资金投入医保体系，能在肝癌医保政策上给予更多支持。例如，这些地区

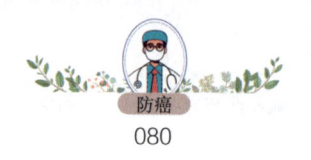

可以提高报销比例，降低患者自付费用，还能将更多先进的肝癌治疗药物和诊疗项目纳入报销范围。而经济欠发达地区医保基金相对有限，在保障范围和报销力度上就会有所限制，可能优先保障基本的治疗需求，对一些昂贵的创新药物和高端诊疗手段的覆盖不足。

②医疗资源分布：不同城市的医疗资源分布不均。北京、上海拥有众多知名三甲医院和权威医疗专家，患者就医选择多。为合理引导患者就医，避免大医院人满为患，医保政策会在不同等级医院设置不同的起付线和报销比例。像北京，三级医院起付线高于二级医院，促使患者根据病情选择合适的医院，实现医疗资源的合理利用。相反，医疗资源匮乏地区的患者可选择的医院较少，医保政策在这方面的区分度就不会那么明显。

③人口结构特点：人口结构对医保政策影响显著。老龄化程度高的地区，如上海，老年人口中患肝癌等慢性病的人数相对较多。为了更好地保障这部分人群的医疗需求，医保政策会在门诊大病、住院报销等方面给予更多优惠，提高报销比例、降低起付线等。而年轻人口占比较大的城市，医保政策重点可能在工伤、生育等方面，对肝癌等慢性病保障政策的力度和侧重点有所不同。

④政策导向与改革进程：各地医保政策的政策导向和改革进程不同。广州注重推动创新型抗肝癌药物的应用，根据本地医疗资源和财政情况，对创新药制定补充报销政策，鼓励医疗机构开展创新治疗，提高肝癌患者的治疗效果。成都则在医保政策上注重城乡统筹，虽然城乡居民基本医疗保险和城镇职工基本医疗保险报销公式一致，但在起付线、报销比例等方面设置差异，逐步缩小城乡医保待遇差距，使城乡居民在肝癌治疗的医保保障上更公平。

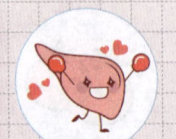

小结

在这一章我们了解到，乙肝相关肝癌的治疗方案需要"私人定制"。医生会依据肿瘤的大小、数量、部位和分化程度，结合肝功能和身体整体状况，遵循 CNLC 和医学指南来制订方案。对于早期、肿瘤较小且肝功能良好的患者，手术切除或消融治疗可能是首选；而对于中晚期、肿瘤较大或肝功能不佳的患者，可能需要综合运用介入治疗、靶向治疗、免疫治疗等多种手段。

每个患者的情况都独一无二，所以治疗方案也各不相同。多学科协作在治疗过程中起着关键作用，外科、内科、影像科、介入科等各科室医生共同为患者的健康努力。患者和家属也要积极参与，了解治疗方案的制订依据，与医生充分沟通。通过这样的"私人定制"，我们能为患者找到最适合的治疗方式，提高治疗效果，延长患者的生命，提高生活质量。下一章，我们将关注治疗与生活要点，帮助患者更好地康复。

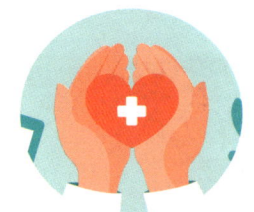

互动思考

如果身边有乙肝相关肝癌患者，你认为在选择治疗方案时，患者和家属最应该关注哪些方面？你觉得在和医生沟通治疗方案时，怎样才能更好地理解医生的建议？

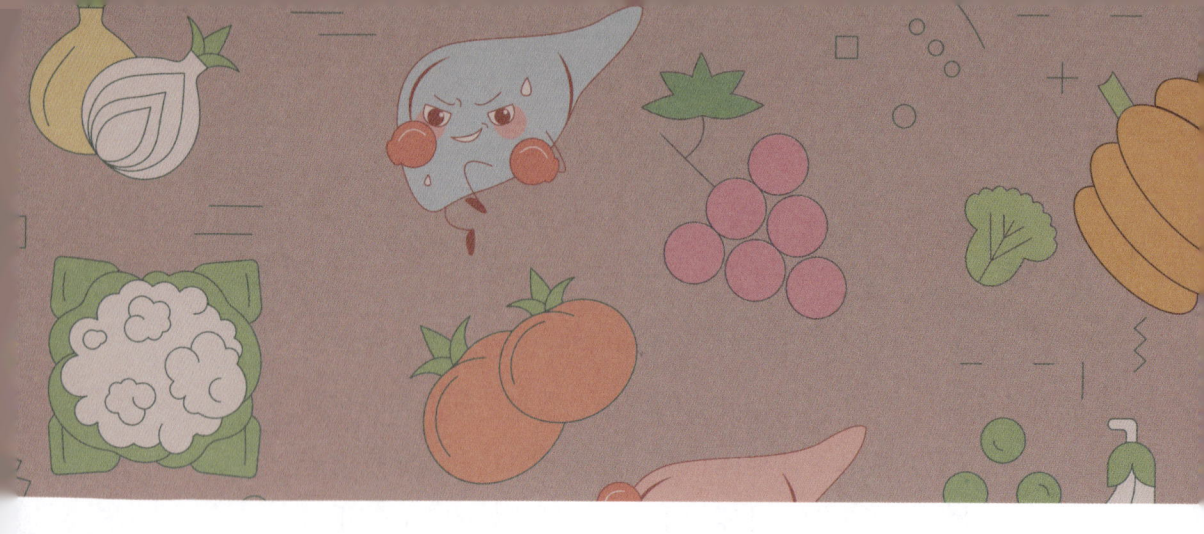

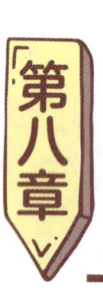

第八章 治疗与生活要点：乙肝相关肝癌患者的康复指南

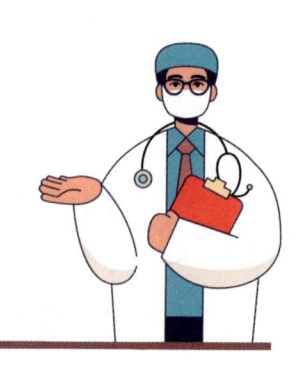

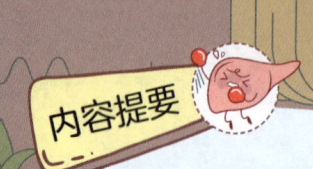

内容提要

本章主要为乙肝相关肝癌患者提供治疗和生活方面的指导。治疗要点包括多学科诊疗的重要性、遵循分期治疗原则及定期评估与调整治疗方案；生活要点涵盖饮食管理，在保证营养的同时避免加重肝脏负担，合理休息与适度运动，以及保持良好的心理状态。

对于乙肝相关肝癌患者来说，治疗固然重要，但日常生活中的管理也同样关键。治疗就像是一场漫长的战斗，而日常生活管理则是这场战斗的后勤保障，为患者提供持续的支持和力量。

你知道吗？在治疗过程中，多学科的医生们会一起合作，为患者制订最适合的治疗方案。而且，随着治疗的进行，还需要定期评估，根据病情的变化及时调整治疗方案。这就像驾驶一艘船，需要不断调整方向，才能顺利到达彼岸。

除了治疗，生活中的一些小细节也会影响患者的康复。比如饮食，吃对食物可以为身体提供营养，帮助身体恢复，但如果吃错了，可能会加重肝脏的负担。还有休息和运动，充足的休息能让身体有时间恢复元气，适度的运动又能增强体质。另外，保持良好的心态也非常重要，它能让患者更有信心和勇气去面对疾病。这一章，我们就来了解这些治疗与生活要点，为患者的康复提供指引。

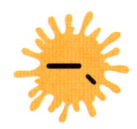

一、治疗要点：把握抗癌"方向盘"

• 多学科诊疗

乙肝相关肝癌的治疗并非单一科室能够完成，它需要外科、内科、影像科、介入科等多学科团队共同协作。就像一场交响乐，每个乐手各司其职，才能演奏出和谐美妙的旋律。外科医生评估手术的可行性，内科医生制订系统治疗方案，影像科医生通过各种检查精准定位肿瘤，介入科医生则利用介入手段为治疗开辟新路径。多学科诊疗能够综合各方面的专业知识，为患者制订最优的治疗方案。

案例1

55岁的李先生，因长期感染HBV引发肝癌。初诊时，其肿瘤较大且靠近肝门，位置特殊，手术切除难度极大。多学科团队针对李先生的情况展开讨论，影像科医生通过详细的影像学检查，精准定位肿瘤及其与周围血管、胆管的关系；外科医生在评估手术风险后，认为直接手术可能无法完整切除肿瘤且易损伤重要结构；内科医生则依据李先生的病情，提出先采用介入治疗，通过TACE缩小肿瘤体积，同时配合靶向治疗控制肿瘤进展。经过几个疗程的联合治疗，李先生的肿瘤明显缩小，此时外科医生认为手术时机成熟，成功为李先生实施了肿瘤切除术。术后，李先生继续接受内科的辅助治疗以防止复发。经过多学科团队的紧密协作，李先生目前病情稳定，生活质量得到显著提高。

在此过程中，李先生的饮食也在多学科团队的关注范围内。治疗期间，李先生遵循高蛋白、易消化的饮食原则。考虑到肝脏功能在治疗过程中的变化，当肝功能较好时，适当增加瘦肉、鱼类等富含优质蛋白食物的摄入，为身体补充能量，助力术后恢复。但在介入治疗后，出现短暂肝功能波动，李先生及时调整饮食，减少蛋白质摄入量，避免加重肝脏负担；多吃新鲜的蔬菜水果，保证维生素和矿物质的充足供应，增强身体免疫力；严格戒酒，避免酒精对肝脏造成二次伤害。

此外，李先生在康复期也十分注重心理调节。他积极与家人沟通，分享自己内心的担忧与期望，家人给予他充分的关心和支持，让他感受到温暖和力量。同时，李先生参加了当地的癌症康复俱乐部，与其他病友交流抗癌经验，看到许多病友积极乐观地面对生活，他也受到鼓舞，不再过度焦虑。他还培养了绘画的兴趣爱好，通过绘画来转移注意力，放松身心，在创作过程中找到内心的平静。

• 遵循分期治疗原则

CNLC与国际上常用的巴塞罗那临床肝癌分期（BCLC）系统

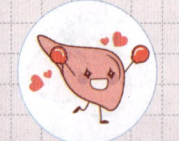

相互补充，为肝癌的分期治疗提供了全面的依据。对于 CNLC Ⅰ 期患者，除了传统的手术切除和消融治疗，近年来兴起的腹腔镜下肝段切除术，具有创伤小、恢复快的优势。研究表明，对于符合条件的 Ⅰ 期患者，腹腔镜手术与开腹手术的 5 年生存率相当，但患者术后并发症发生率更低。对于 CNLC Ⅲ 期患者，除了靶向治疗联合免疫治疗，双免疫治疗方案也展现出了良好的疗效。例如，伊匹木单抗联合纳武利尤单抗的双免疫治疗方案，在部分患者中应用能够显著延长其生存期。

> **案例 2**
>
> 50 岁的陈女士，在确诊时处于 CNLC Ⅰ 期。医生根据最新的治疗理念，为她选择了腹腔镜下肝段切除术。手术创伤小，陈女士恢复迅速，术后很快回归了正常生活。再如 65 岁的吴先生，确诊时为 CNLC Ⅲ 期。医生为他制订了伊匹木单抗联合纳武利尤单抗的双免疫治疗方案，同时配合局部的介入治疗。经过一段时间的治疗，吴先生的肿瘤得到了有效控制，症状明显缓解。

● 定期评估与调整

治疗过程并非一成不变，就像驾驶汽车需要根据路况不断调整方向。患者需要定期进行复查，包括影像学检查（如 CT、MRI 检查）、血液学检查（如肿瘤标志物、肝功能指标）等。通过这些检查，医生能够了解肿瘤的变化情况、治疗效果及患者身体的整体状况。如果发现肿瘤对当前治疗方案产生耐药，或者出现新的转移灶，医生会及时调整治疗方案，更换药物或增加其他治疗手段，确保治疗始终朝着有利于患者康复的方向前进。

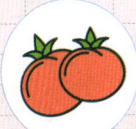

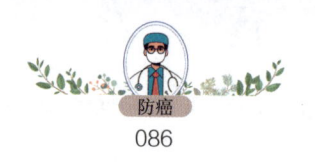

> **案例3**

70岁的赵先生,在接受乙肝相关肝癌治疗初期,采用靶向治疗药物索拉非尼,病情得到了一定控制。然而,在定期复查中,医生发现肿瘤标志物水平升高,且通过影像学检查发现肿瘤有增大趋势,判断肿瘤可能对索拉非尼产生了耐药。于是,医生及时调整治疗方案,更换为仑伐替尼联合卡瑞利珠单抗的治疗方案。经过调整,赵先生的肿瘤再次得到控制,病情稳定。在治疗方案调整后,赵先生的饮食也相应做出改变。由于新的治疗方案可能带来不同的副作用,如仑伐替尼可能引起胃肠道不适,赵先生开始选择一些清淡、易消化的食物,如小米粥、软面条等,减轻胃肠道负担,同时,适当增加益生菌的摄入,以调节肠道菌群,提高身体的消化吸收能力。

> **案例4**

75岁的孙先生,在接受肝癌治疗过程中,定期进行AFP和影像学检查。在靶向治疗一段时间后,AFP水平出现上升趋势,虽然传统影像学检查未发现肿瘤增大,但医生根据AFP检测结果,及时调整了治疗方案,更换为另一种靶向药物联合免疫治疗。经过调整,孙先生的AFP水平逐渐下降,肿瘤得到了有效控制。在饮食方面,考虑到新治疗方案可能引起的口腔黏膜炎等副作用,孙先生增加了富含B族维生素的食物摄入,如全麦面包、瘦肉等,缓解口腔不适。

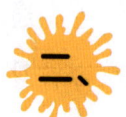

二、生活要点:稳固抗癌"基石"

● 饮食管理

除了保证蛋白质摄入、多吃蔬菜水果和戒酒,根据最新的营

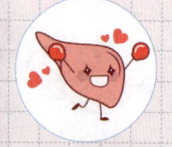

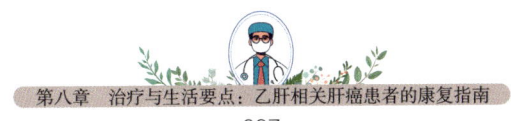

养研究，肠道菌群与肝脏健康密切相关。补充益生菌和益生元可以调节肠道菌群平衡，改善肝脏微生态环境。例如，双歧杆菌、嗜酸乳杆菌等益生菌能够抑制有害菌的生长，促进肠屏障功能的修复，减少内毒素的产生，从而减轻肝脏的负担。益生元如低聚果糖、菊粉等，可以为益生菌提供"食物"，促进益生菌的生长和繁殖。患者可以通过食用含有益生菌的发酵食品，如酸奶、泡菜等，以及富含益生元的食物，如香蕉、洋葱等，来调节肠道菌群。此外，对于肝功能严重受损的患者，补充支链氨基酸有助于改善肝性脑病的症状，提高患者的生活质量。

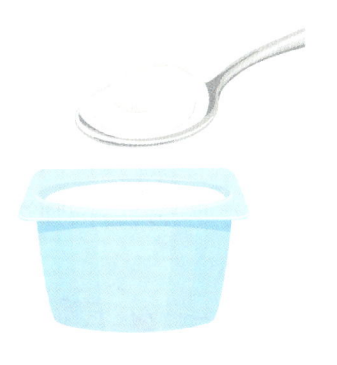

• 休息与运动

充足的休息是身体恢复的关键。患者应保证每天有足够的睡眠时间，让身体各器官得到充分的休息和修复。但这并不意味着要一直卧床，适度的运动同样重要。在身体条件允许的情况下，患者可以选择散步、练瑜伽等较为温和的运动方式。运动不仅能增强体质、提高免疫力，还能改善患者的心理状态，缓解焦虑和压力。例如，每天坚持散步30分钟，既能促进血液循环，又有助于放松心情，对康复十分有益。

• 心理调节

得知患癌，患者往往会承受巨大的心理压力，而良好的心理状态对治疗效果有着积极的影响。除了与家人、朋友交流和参加互助小组，音乐疗法、艺术疗法等非药物干预手段在心理调节中也发挥着重要作用。音乐疗法通过特定频率的音乐刺激，能够调节患者的神经系统，缓解焦虑和抑郁情绪。艺术疗法如绘画、手工制作等，让患者在创作过程中表达内心的情感，释放压力。例

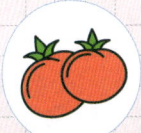

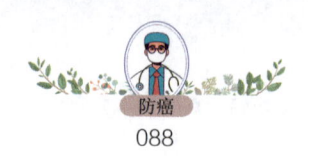

如，一项针对肝癌患者的研究发现，参加音乐疗法的患者，其焦虑评分明显降低，睡眠质量也得到了改善。此外，一些线上的心理健康平台可为患者提供便捷的心理咨询服务，患者可以随时随地与专业心理咨询师沟通，获取心理支持。

小结

这一章结合国内外研究进展，为乙肝相关肝癌患者的治疗和生活提供了全面且前沿的指导。在治疗方面，多学科诊疗借助先进的技术手段，实现更精准的治疗规划；遵循分期治疗原则不断融入新的治疗策略；定期评估与调整利用创新的检测技术，使治疗更具针对性。在生活方面，饮食管理上注重肠道菌群调节和特殊营养补充；合理休息，强调规律作息；合理运动，制订个体化运动方案；重视心理调节，采用多元化的非药物干预手段。

这些治疗与生活要点如同精准的康复指南，为患者在抗癌道路上指明方向。患者和家属要密切关注医学进展，将这些要点融入日常的治疗和生活中，携手战胜疾病。

互动思考

在治疗和生活要点中，你认为患者在执行过程中可能会遇到哪些困难？你有什么好的建议可以帮助患者克服这些困难？

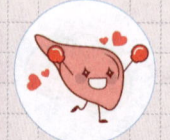

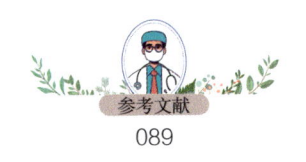

参考文献

［1］中华人民共和国国家卫生健康委员会医政医管局.原发性肝癌诊疗指南（2024年版）［S］.中华外科杂志，2024，62（6）：477-503.

［2］陈恩强，唐红.内科医生在原发性肝细胞癌多学科诊疗模式中的作用［J］.中国实用内科杂志，2015，35（6）：489-491.

［3］姜绍文，周惠娟，谢青.我国原发性肝癌筛查的现状、挑战及发展方向［J］.诊断学理论与实践，2024，23（1）：9-15.

［4］刘子菡，石娟娟，张萌，等.血清生物学标志物在肝癌筛查与早期诊断中的应用进展［J］.世界华人消化杂志，2025，33（4）：251-260.

［5］刘领弟，郭沛霖，南月敏.慢性乙型肝炎病毒感染人群肝癌筛查［J］.中国医学前沿杂志（电子版），2021，13（10）：32-36.

［6］赫捷，陈万青，沈洪兵，等.中国人群肝癌筛查指南（2022，北京）［S］.临床肝胆病杂志，2022，38（8）：1739-1758.

［7］张美玲.李芹：早筛早诊早治是预防肝癌的关键［J］.肝博士，2023，6：19-20.

［8］郝新，樊蓉，郭亚兵，等.创建医院社区一体化"金字塔"肝癌筛查模式，实现肝癌早筛早诊早治［J］.中华肝脏病杂志，2021，29（4）：289-292.

［9］陈曦阳光，吴君.乙型肝炎肝硬化并发原发性肝癌相关危险因素Meta分析［J］.肝脏，2019，24（4）：398-404.

［10］徐萌，王海南.肝细胞癌精准肝切除术的应用现状综述［J］.中国医药指南，2025，23（3）：63-65.

［11］王骏成，陈敏山.2024年度肝癌治疗研究现状与问题［J］.肿瘤综合治疗电子杂志，2025，11（2）：67-76.

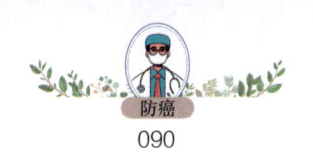

[12]吴佳豪,应希慧,赵中伟.最新肝癌诊疗指南中有关系统治疗的更新进展[J].肝胆胰外科杂志,2025,37(3):157-162.

[13]苗舜,赵开心,李宏旭,等.PD-1/PD-L1抑制剂在不可切除肝癌降期转化治疗中的机制研究进展[J].临床医学进展,2025,15(5):1188-1200.

[14]景聪敏,张玉宝.局部治疗联合系统治疗在不可切除肝癌中的研究进展[J].肝癌电子杂志,2024,11(4):50-53.

[15]郑莹莹,曾达武.聚乙二醇干扰素治疗降低乙型肝炎病毒相关肝细胞癌研究进展[J].中国实用内科杂志,2025,45(2):105-109.

[16]高田敬,韩耕愚,鲁凤民.核苷(酸)类药物治疗慢性乙型肝炎患者病毒DNA阴转后发生肝细胞癌的相关机制[J].中华肝脏病杂志,2019,27(11):905-909.

[17]惠娅,王誉婷,戴光荣.原发性肝癌早期筛查与诊断的研究进展[J].临床医学进展,2025,15(1):465-470.

[18]韩凝,陈超,刘秀峰.《中国临床肿瘤学会原发性肝癌诊疗指南》(2024版)更新要点解读[J].临床外科杂志,2025,33(1):27-31.

[19]涂爽爽,郭卉.中医药治疗原发性肝癌的作用机制[J].中医学报,2021,36(4):695-698.

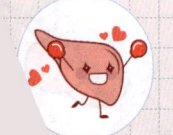

结语

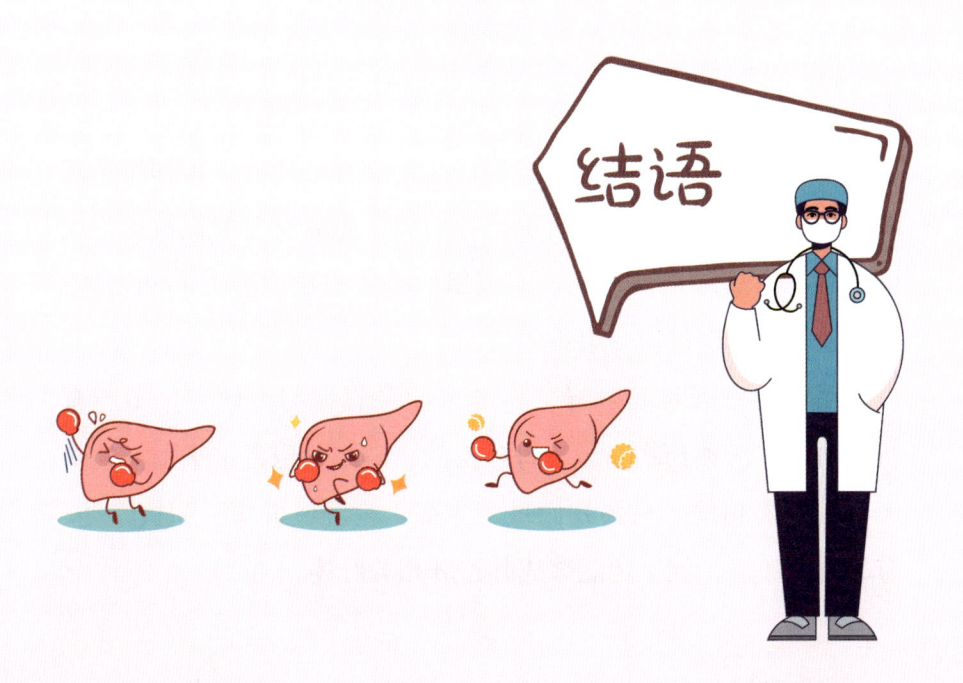

到这里，关于乙肝相关肝癌的知识我们就学完了。相信大家现在对这种疾病有了全面又深入的了解，它虽然可怕，但我们并不是毫无办法。

HBV 虽然狡猾，但我们有乙肝疫苗这一强大的"武器"，只要及时接种疫苗，就能给我们的身体筑起一道坚固的防线，让 HBV 难以入侵。在日常生活中，一些看似不起眼的小事，像注意个人卫生、避免去不正规的场所进行可能有风险的操作等，都能帮我们有效预防 HBV 传播。养成良好的生活习惯也十分关键，合理的饮食就像给肝脏提供了充足的"营养炮弹"，让它有足够的能量去对抗疾病；适度运动能让身体充满活力，增强免疫力；而戒烟戒酒则帮肝脏摆脱了"毒药"的侵害。

如果不幸感染了 HBV，也不要灰心丧气。定期检查身体，积极配合医生治疗，就有可能控制住病情，不让它发展成乙肝相关肝癌。要是真的患上了乙肝相关肝癌，也绝不能放弃希望。现

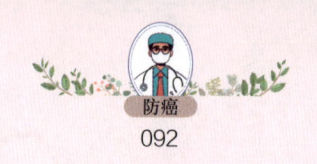

在的医学技术很发达,多学科的医生们会齐心协力,根据每个患者的具体情况制订出最适合的治疗方案。患者自己要保持乐观积极的心态,勇敢地面对疾病;家属们也要多给患者关心和支持,陪伴他们一起度过这个艰难的时期。

医学的发展日新月异,科学家们一直在努力研究,不断有新的治疗方法和药物出现。每一次的突破都给患者带来了新的希望。我们要相信,只要我们每个人都重视肝脏健康,积极预防,勇敢面对疾病,就一定能够战胜乙肝相关肝癌。

> 我们非常重视各位读者的感受与想法,如果你对本书的内容有任何反馈意见,或者愿意分享自己的故事、提出疑问,欢迎通过电子邮箱 chenenqiang@scu.edu.cn 或者关注微信公众号"华西陈恩强"与我们互动交流。你的每一条消息对我们都很重要,我们期待能与你共同在对抗乙肝相关肝癌的道路上探索、前行,一起见证更多生命中的美好时刻。

希望大家把从这本书里学到的知识分享给身边的人,让更多的人了解乙肝相关肝癌,一起行动起来,保护好我们的肝脏,守护我们的健康。愿每个人都能拥有健康的身体,享受美好的生活!